Erich Grond
Gewalt gegen Pflegende

Verlag Hans Huber,
Programmbereich Pflege

W0171348

Bücher aus verwandten Sachgebieten

Abraham/Bottrell/Fulmer/Mezey
(Hrsg.)
**Pflegestandards für die
Versorgung alter Menschen**
2001. ISBN 978-3-456-83424-5

Bölicke et al.
Ressourcen erhalten
Reihe: Gemeinsam für ein
besseres Leben mit Demenz
2007. ISBN 978-3-456-84394-0

Borker
**Nahrungsverweigerung
in der Pflege**
Eine deskriptiv-analytische
Studie
2002. ISBN 978-3-456-83624-9

Bowlby Sifton
Das Demenz-Buch
Ein «Wegbegleiter» für
Angehörige und Pflegende
2007. ISBN 978-3-456-84416-9

Breakwell
Aggression bewältigen
1998. ISBN 978-3-456-83001-8

Buchholz/Schürenberg
**Lebensbegleitung alter
Menschen**
Basale Stimulation in der Pflege
alter Menschen
2005². ISBN 978-3-456-84111-3

Hafner/Meier
Geriatrische Krankheitslehre
Teil I: Psychiatrische und
neurologische Syndrome
2005⁴. ISBN 978-3-456-84204-2

Käppeli (Hrsg.)
Pflegekonzepte 3
2000. ISBN 978-3-456-83352-1

Kitwood
Demenz
Der person-zentrierte Ansatz
im Umgang mit verwirrten
Menschen
2005⁴. ISBN 978-3-456-84215-8

Klessmann
**Wenn Eltern Kinder werden
und doch die Eltern bleiben**
2006⁶. ISBN 978-3-456-84364-3

Koch-Straube
Fremde Welt Pflegeheim
2003². ISBN 978-3-456-83888-5

Krohwinkel
**Rehabilitierende Prozesspflege
am Beispiel von Apoplexiekranken**
Fördernde Prozesspflege
als System – Entstehung,
Entwicklung und Anwendung
2007². ISBN 978-3-456-84385-8

Lind
**Demenzkranke Menschen
pflegen**
2007². ISBN 978-3-456-84457-2

Loffing/Geise (Hrsg.)
**Management und Betriebs-
wirtschaft in der ambulanten
und stationären Altenpflege**
2005. ISBN 978-3-456-84189-2

Mace/Rabins
Der 36-Stunden-Tag
2001⁵. ISBN 978-3-456-83486-3

Martin/Schelling (Hrsg.)
Demenz in Schlüsselbegriffen
2005. ISBN 978-3-456-84191-5

Meyer
**Gewalt gegen alte Menschen
in Pflegeeinrichtungen**
1998. ISBN 978-3-456-83023-0

Fitzgerald Miller
**Coping fördern –
Machtlosigkeit überwinden**
Hilfen zur Bewältigung
chronischen Krankseins
2003. ISBN 978-3-456-83522-8

Richter/Richter
Alzheimer in der Praxis
2004. ISBN 978-3-456-84020-8

Sachweh
«Noch ein Löffelchen?»
Effektive Kommunikation
in der Altenpflege
2006². ISBN 978-3-456-84065-9

Sauter/Abderhalden/Needham/
Wolff (Hrsg.)
Lehrbuch Psychiatrische Pflege
2., durchges. u. erg. Auflage
2006. ISBN 978-3-456-84273-8

Schwerdt
Eine Ethik für die Altenpflege
1998. ISBN 978-3-456-82841-1

Sitzmann
Hygiene daheim
Professionelle Hygiene
in der stationären und häuslichen
Alten- und Langzeitpflege
2007. ISBN 978-3-456-84315-5

van der Kooij
Ein Lächeln im Vorübergehen
Erlebensorientierte Altenpflege
mit Hilfe der Mäeutik
2007. ISBN 978-3-456-84379-7

Wißmann et al.
Demenzkranken begegnen
Reihe: Gemeinsam für
ein besseres Leben mit Demenz
2007. ISBN 978-3-456-84395-7

Weitere Informationen über unsere Neuerscheinungen finden Sie im Internet unter:
www.verlag-hanshuber.com

Erich Grond

Gewalt gegen Pflegende

Altenpflegende als Opfer und Täter

Verlag Hans Huber

Erich Grond
Emerit. Professor für Sozialmedizin und Psychopathologie, Lehrauftrag für Gerontopsychiatrie am
Lehrstuhl für Soziale Gerontologie, Dortmund, in der Aus- und Fortbildung für AltenpflegerInnen tätig
Veilchenstr. 1
D-58095 Hagen

Lektorat: Jürgen Georg, Gaby Burgermeister
Herstellung: Daniel Berger
Titelillustration: pinx. Winterwerb und Partner, Design-Büro, Wiesbaden
Umschlag: Atelier Mühlberg, Basel
Satz: ns prestampa sagl, Castione
Druck und buchbinderische Verarbeitung: AZ Druck und Datentechnik GmbH, Kempten
Printed in Germany

Bibliographische Information der Deutschen Bibliothek
Die Deutsche Bibliothek verzeichnet diese Publikation in der Deutschen Nationalbibliografie;
detaillierte bibliografische Angaben sind im Internet unter http://dnb.d-nb.de abrufbar.

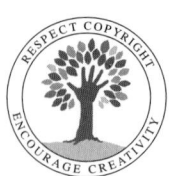

Anregungen und Zuschriften bitte an:
Verlag Hans Huber
Hogrefe AG
Lektorat: Pflege
z.Hd.: Jürgen Georg
Länggass-Strasse 76
CH-3000 Bern 9
Tel: 0041 (0)31 300 45 00
Fax: 0041 (0)31 300 45 93

1. Auflage 2007. Verlag Hans Huber, Hogrefe AG, Bern
© 2007 by Verlag Hans Huber, Hogrefe AG, Bern
ISBN 978-3-456-84417-6

Inhaltsverzeichnis

Danksagung

Dem Verlag Hans Huber und besonders dem Lektor, Herrn Jürgen Georg sei für die konstruktive Zusammenarbeit herzlich gedankt.

Hagen, Januar 2007   Erich Grond

Vorwort

Sind es Menschenrechtsverletzungen, wenn um zu sparen «Pflegefälle» in Klinik oder Heim gewaschen oder gefüttert werden, obwohl sie es allein können, zum Essen gezwungen werden, während andere im Zimmer getopft werden, wenn Kranke um 18 Uhr ins Bett müssen oder in der Notdurft liegen bleiben, Medikamente verdeckt bekommen oder mit Placebos betrogen werden, wenn Kranke als sturzgefährdet fixiert oder ohne Klingel eingesperrt werden oder wenn sie in der Pflegeversicherung auf körperliche Defizite reduziert werden? Sind es Menschenrechtsverletzungen, wenn zu viele Pflegebedürftige zu wenig Pflegende überlasten?

Dass Pflegende von Gewalt bedoht werden, wird erst allmählich wahrgenommen und beschrieben. Pflegende werden indirekt von struktureller Gewalt und direkt von personaler Gewalt bedrängt. Sie werden von Pflegebedürftigen im Heim und ambulant, von Mitarbeitern im Mobbing oder von Angehörigen bedroht, aber auch von schweigenden Dritten wie Politikern und Trägern, für die nur das Sparen am qualifizierten Personal zählt, oder von Heimleitern und Pflegedienstleitern, für die es um das Funktionieren geht, oder von der Heimaufsicht und vom MDK, die nur an Kunden denken.

Gewalt in der Pflege wird tabuisiert, denn pflegebedüftige Menschen seien nicht aggressiv und Pflegende hätten am Kunden nur eine Dienstleistung auszuführen. In der häuslichen und in der Heimpflege wird mehr Menschlichkeit geleistet, als es unsere Gesellschaft anerkennen will. Die meisten Heime, die ich kenne, sind bemüht, Gewalt in der Pflege zu vermeiden. In den Medien werden Pflegende als «Todesengel» und selten als aufopferungsbereite Helfer geschildert.

In dieser Schrift werden die unterschiedlichen Aggressions-Hintergründe und ihre gegenseitige Beeinflussung aufgezeigt, warum Pflegende nicht nur von Fremdgewalt, sondern auch von eigener Aggression bedroht sind. Wer die vielen Entstehungsbedingungen kennt, läuft nicht Gefahr, Schuldzuweisungen zu machen, Schuldige statt nach Fehlern zu suchen oder sie als Täter zu verurteilen, statt sie als Person aus ihrer Biografie und aus situativen Zusammenhängen zu verstehen. Pflegende sollten im Alltag sensibel bleiben für die fließenden Übergänge zwischen sinnvoller Pflegemacht und unsinniger Pflegegewalt. Aggression soll nicht nur als destruktives Handeln, sondern auch als konstruktive Energiequelle für sich selbst betrachtet werden. Wer aggressive Gefühle bei sich selbst bewusstmachen, reflektieren und aussprechen kann, wird sie nicht mehr anderen zuschreiben. Ziel ist, sich für alternatives Handeln und andere Konfliktlösungen entscheiden zu können, um Gewalt abzurüsten und unnötiges Leid zu verhindern. Wer in dieser Schrift Patentlösungen sucht, wird enttäuscht sein, kann aber hoffen, künftig etwas mehr Frieden mit sich und anderen zu finden.

Kapitel 1
Definitionsversuche von Gewalt und Aggression

1.1
Bisherige Gewaltdefinitionen

Gewalt fängt nicht erst an, wenn einer getötet wird, sondern wenn einer sagt: «Du gehörst mir, weil ich Dich gewaltig liebe. Du bist krank oder behindert, musst tun, was ich sage, weil ich weiß, was für Dich gut ist.» (Fried, 1985). Recht ist, was ich tue, was andere tun, das ist Gewalt.

Alltagssprachlich spricht man z. B. von gewalttätig, höherer Gewalt, Sturmgewalt, elterlicher Gewalt, von Redegewalt, Waffengewalt, leidenschaftlicher Gewalt, Verfügungsgewalt oder von Vergewaltigung. Nach Dieck (1993) wird Gewalt verstanden als eine systematische, nicht einmalige Handlung oder Unterlassung mit dem Ergebnis einer ausgeprägt negativen Einwirkung auf die Befindlichkeit des Adressaten.
   Die Gewaltkommission (Schwind et al., 1990) definierte Gewalt im Endgutachten: «Es soll um Formen physischen Zwanges als nötigender Gewalt sowie Gewalttätigkeiten gegen Personen und/oder Sachen unabhängig von Nötigungsintentionen gehen. Ausgeklammert werden sollen die psychisch vermittelte Gewalt im Straßenverkehr und die strukturelle Gewalt.» (in Hirsch/Kranzhoff, 1999 a). Nach Popitz (1992) ist Gewalt eine Machtaktion, die zur absichtlichen körperlichen Verletzung anderer führt. Galtung (1993) bezeichnet mit Gewalt «jedes Handeln, welches potenziell realisierbare grundlegende menschliche Bedürfnisse durch direkte (personale) und oder strukturelle und oder kulturelle Determinanten beeinträchtigt, einschränkt oder deren Befriedigung verhindert». Hirsch und Kranzhoff (1999a) halten das Konzept der «dichten Beschreibung» (von Trotha, 1997) für fruchtbar: «So nimmt die Gewaltanalyse das gewaltsame Handeln und Leiden der Beteiligten, ihre Wahrnehmungen, ihr Denken und Empfinden, die Beziehung zwischen Täter, Helfern, Zuschauern und Opfer in den Blick.» Die Engländer differenzieren zwischen *power* (staatliches Gewaltmonopol) und *violence* (verletzende Gewalt z. B. gegen Kinder, Frauen, Behinderte und alte Pflegebedürftige). **Es gibt keine eindeutige Definition von Gewalt.**

Versuch einer Definition: Gewalt ist jede Zwangsmaßnahme, die den Willen und Widerstand des Opfers überwindet, ihm eine Handlung aufzwingt, seine Willensfreiheit beeinträchtigt oder es schädigt. Gewalt ist nach der Schädigung des Opfers zu definieren. Die Macht oder Schädigung geht von der Struktur oder von einem Täter aus. Die meisten Menschen neigen dazu, nur andere als gewalttätig anzusehen, um die Einsicht in die eigene Verwicklung in allgegenwärtige Gewalt abzuwehren. Auch sanfte oder verschleierte Gewalt bringt einen Menschen dazu, etwas zu tun, was er freiwillig nicht tun würde, d. h. manövriert ihn in Abhängigkeit hinein. Verbreitete Annahmen zur Gewalt sind z. B. im Alten Testament «Auge um Auge, Zahn um Zahn» (3. Mos. 24,20; Matth. 5,38), d. h. vergelte Gleiches mit Gleichem. Das Neue Testament setzt sich entschieden für Feindesliebe und Vergebung ein. Der Satz: «Wer dich auf die eine Backe schlägt, dem halte auch die andere hin» (Matth. 5,39; Luk. 6,29), wird als Masochismus gedeutet. In der Pflege hoffen schwache Pflegebedürftige auf starke Helfer und überfordern sie damit. Strenge Hierarchie in Heimen und Sozialstationen kann zur Radfahrernorm der Stationsleiter verleiten, d. h. nach oben ducken, nach unten treten. Die Projektion ist weit verbreitet, d. h. angefangen und damit Schuld haben immer die anderen. Weit verbreitet ist der Fatalismus, dass Gewalt unvermeidbar sei, weil wir alle aggressiv sind. Gängig ist auch die Meinung von der Notwehr: «Lehne Gewalt ab, aber wenn man Dich nötigt, dann Auge um Auge.»

1.2
Gewaltformen

Die indirekte Gewalt kann die direkte oder personale Gewalt fördern.

1.2.1
Indirekte Gewalt

Beispiel: Mein Freund, ein Psychiater, wurde 1996 in ein Privatheim aufgenommen, weil er als Witwer mit seinem schweren Asthma und einer Gehbehinderung pflegebedürftig geworden war. Er war gewohnt, gegen 24 Uhr schlafen zu gehen, bis 9 Uhr zu schlafen, gegen 10 Uhr zu frühstücken, um 14 Uhr zu Mittag zu essen. Im Heim musste er gegen 19 Uhr ins Bett, wurde um 7 Uhr geweckt und musste um 8 Uhr frühstücken und um 12 Uhr zu Mittag essen. Er musste mittags zwei Stunden ins Bett, obwohl er mittags immer durchgearbeitet hatte. Eines nachts wurde er von der Nachtwache im Zimmer einer Freundin, die er im Heim kennengelernt hatte, «erwischt». Der Heimarzt wies ihn sofort in eine psychiatrische Klinik ein, weil er manisch sei, seine sexuellen Bedürfnisse nicht beherrsche und den Heimvertrag, der Kontakt zu Frauen verbietet, verletzt habe. Das ist indirekte strukturelle Gewalt eines Heimes, das sich nicht an Bewohnerbedürfnissen, sondern an Arbeits- und organisatorischen Regeln orientiert.

Die indirekte Gewalt ist eine strukturelle, durch Rahmenbedingungen bestimmte oder eine kulturelle Gewalt.

Strukturelle Gewalt

Strukturelle Gewalt behindert die Entfaltung abhängiger Personen, z. B. von Pflegenden, und keiner ist bereit, Verantwortung zu übernehmen (Galtung, 1993).

Strukturen wie politisch zu verantwortende Gesetze oder wirtschaftliche Rahmenbedingungen verursachen Abhängigkeit und Fremdbestimmung in den Heimen (vgl. Kap. 2). Strukturelle Gewalt ist z. B. Mangel an Personal, an Privatheit im Heim oder die Empfehlung eines Medizinischen Dienstes der Krankenkassen, bei Personalmangel mehr Tabletten verordnen zu lassen. Opfer struktureller Gewalt sind sowohl Pflegebedürftige als auch Pflegende.

Kulturelle Gewalt

Kulturelle Tradition und Sitten dienen oft dazu, direkte und strukturelle Gewalt zu rechtfertigen oder zu legitimieren (Galtung, 1993). Zur abendländischen Kultur gehören Ideologien vom Patriarchat («Die Frau sei dem Manne untertan!»), von rein naturwissenschaftlicher Medizin (Naturheilmittel bezahlt die Krankenkasse nur in Ausnahmen) oder die Abwertung alter Menschen als Last und damit auch der Menschen, die sie pflegen.

Die negativen Erwartungen der Gesellschaft an alte Kranke (dass sie sich zurückziehen, passiv anpassen sollen und den Rat anderer anzunehmen haben) wirken auf das Selbstwertgefühl der Pflegenden zurück. Ich habe oft gehört: «Hätten Sie nicht einen besseren Job gefunden, als verwirrte und inkontinente Pflegefälle zu versorgen?» Diese kulturelle Gewalt erleben Pflegende täglich als Kränkung, da Politiker am Wohlergehen der Bewohner kaum interessiert sind.

Kulturelle Gewalt gegen alte Menschen zeigt sich in Ausdrücken wie «Altenlast, Altenplage, Alterslawine, Altersabbau, Grufti, Heiminsasse, Mumie, Rentnerschwemme, Runzelrabatt, Störfall Alter» oder «Überalterung». Diese verdeckten Gewaltwörter diskriminieren uns Alte und stellen uns als Bedrohung für die Gesellschaft dar. Diese Unworte beeinflussen unser Denken und Handeln destruktiv. «Alt» wird mit krank, sich oder pflege- und hilfsbedürftig in Zusammenhang gebracht. Fünfundsechzig Prozent der Deutschen sind für die aktive Euthanasie; erwartet die Gesellschaft von uns Alten das Verlangen nach aktiver Sterbehilfe als soziale Pflicht? Die soziale Euthanasie, dass die Pflegeversicherung nur körperliche Pflege, nicht aber Gespräche bezahlt, wird nicht als kulturelle Gewalt wahrgenommen.

Die Gesellschaft kann durch die vielen Gewaltfilme oder Krimis im Fernsehen zur Gewalt beitragen, weil dort die Todesstrafe gewalttätiger Amerikaner live miterlebt werden kann. Wird Gewalt-Lust sexuelle Lust verdrängen? Gewalt wird in abnehmender Häufigkeit in Kindersendungen, Spielfilmen, Serien, Berichten, Dokumentationen, Talkshows, Spiele- und Musiksendungen, selten in Sportsendungen dargestellt. Wer sitzt am längsten vor dem Fernseher? Die alten Menschen, die vor Langeweile nicht wissen, was sie machen sollen. Gewaltsendungen hinterlassen nicht nur bei Kindern, sondern auch bei alten Menschen Spuren.

Deutsche im Zweiten Weltkrieg, Amerikaner foltern genau wie Iraker. Sind sie Vorbilder nicht nur für Jugendliche? Ist die Zukunft der Gewalt der Terror der

Gotteskrieger, die im Namen Gottes töten? Simson im AltenTestament riss als Selbstmordattentäter Philister mit in den Tod; ist er Vorbild der palästinensischen Attentäter, oder sind es die Kreuzritter, die Tausende Muslime töteten? Die Inquisition folterte und tötete auch im Namen Gottes Menschen, die andere religiöse Überzeugungen vertraten als die katholische Kirche, und die Nazis vergasten nicht nur Tausende Juden, sondern auch psychisch Kranke.

Das Experiment des Psychologen Stanley Milgram («Milgram-Experiment»; Milgram, 1963) beweist die Bereitschaft zum Autoritätsgehorsam: Freiwillige, nicht ausgewählte Versuchspersonen erhielten vom Versuchsleiter den Befehl, den Schüler mit Elektroschock zu quälen, wenn er Fehler machte. Fünfundsechzig Prozent der Versuchspersonen (in der BRD 85 %) verabreichten die Höchststrafe, auch wenn der Schüler schrie oder vor Schmerzen verstummte. Nur 10 % der Versuchspersonen gehorchten, wenn ein anderer im Raum Widerstand forderte. Der Schüler (das Opfer) wurde nur zum Schein an das Elektroschockgerät angeschlossen. Werden Pflegende dem alten Pflegebedürftigen auch Schmerzen zufügen, weil die Zeitkorridore schnelleres Arbeiten vorschreiben? Oder geben Pflegende den Heimbewohnern Medikamente, die dem Kranken schaden, nur weil es der Arzt verordnet hat? Werden sie sich wie der SS-Sturmbandführer Eichmann, der hunderttausende Juden in die Gaskammern schickte, mit Gehorsamspflicht rechtfertigen, nur um den Job nicht zu verlieren?

Pflegende haben ein eigenes Pflegegewissen und sollten die Gabe von Medikamenten, deren Nebenwirkungen schädlich sind, verweigern. Sie müssen ihre Verweigerung schriftlich begründen mit sorgfältiger Beobachtung und Dokumentation der Nebenwirkungen, die sie mit den Beipackzetteln oder der Roten Liste belegen können. Ärzte besuchen im Durchschnitt alle zwei Wochen die Heimbewohner, manche Ärzte auch nur einmal im Quartal (um abrechnen zu können) und haben pro Bewohner nur drei Minuten Zeit. Pflegende erleben die Bewohner täglich stundenlang, sie kennen die Bewohner also um ein Vielfaches besser als jeder Arzt, d. h. sie tragen entsprechende Verantwortung für das Befinden der Bewohner.

1.2.2
Direkte oder personale Gewalt

Direkte Gewalt ist Ausdruck einer gestörten Beziehung (Bauriedl, 1995) und sollte analysiert werden. Personale Gewalt kann eingeteilt werden (s. **Abb. 1-1**) in:

- körperliche und häufiger psychische Misshandlung wie z. B. Bedrohung, sprachliche Gewalt oder auch freiheitsentziehende Maßnahmen
- aktive und passive Vernachlässigung
- materiellen Missbrauch, wie Ausbeutung finanzieller und anderer Ressourcen.

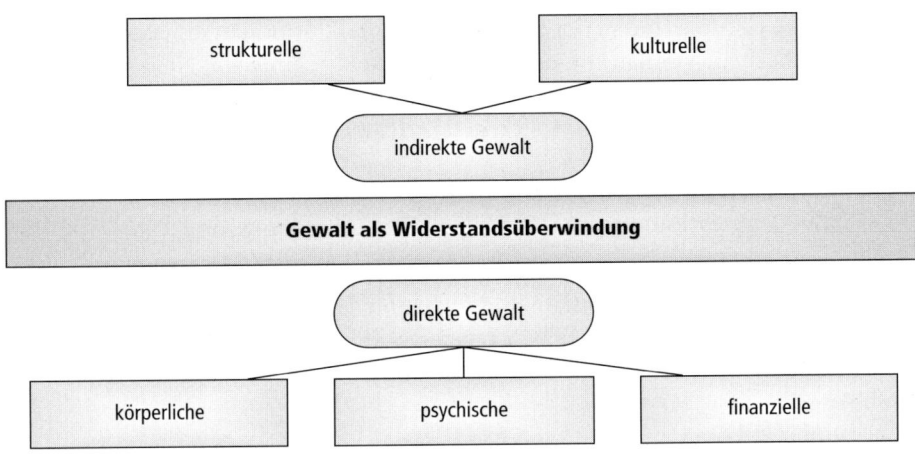

Abbildung 1-1: Gewaltformen

> Gewalt überwindet einen Widerstand oder zwingt eine Handlung auf. Indirekte Gewalt ist strukturelle oder kulturelle, direkte Gewalt ist von der körperlichen, psychischen oder finanziellen Schädigung des Opfers zu verstehen. Wenn strukturelle Gewalt institutionalisiert und kulturelle Gewalt verinnerlicht werden, steigt die Gefahr personaler Gewalt (Galtung, 1993).

1.3
Abgrenzung zu Aggression

Gewalt ist gegen die verschiedenen Facetten der Aggression abzugrenzen.

1.3.1
Aggressionsbegriff

Unter Aggression darf nicht nur die destruktive Aggression verstanden werden, sondern auch ein wertneutraler Aggressionsbegriff.

Wertneutraler erweiterter Aggressionsbegriff
Aggression stammt vom Lateinischen *aggredior* = «auf jemanden zugehen», «etwas in Angriff nehmen» und ist wertneutral. Der Begriff Aggression sollte nicht nur eine destruktive, sondern wieder eine konstruktive Bedeutung auch in der Pflege erhalten im Sinne einer Energie, einer Lebenskraft oder einer Aktivität, die jeder für sich einsetzen kann zur Abgrenzung, zur Selbstbehauptung und zum Selbstschutz.

Aggressive Gefühle sind in der Pflege geächtet, z. B. normale Abneigungsgefühle wie Ekel, Abscheu, Verachtung oder Feindseligkeitsgefühle wie Neid, Eifersucht, Wut, Groll, Zorn und Hass. Pflegebedürftige, die ihre Aggressionsgefühle nicht aussprechen können und dürfen, sind gefährdet, destruktiv aggressiv zu handeln.

Destruktiver, enger Aggressionsbegriff

Destruktive Aggression ist ein Verhalten, eine Handlung und nicht nur ein Gefühl:

- Aggression ist eine beabsichtigte und nicht eine fahrlässige Handlung, die einen Mitmenschen schädigt, der sich dagegen wehrt.
- Aggression ist eine einmalige Normverletzung und von der Absicht des Täters abhängig.

Aggression kann verdeckt als aktive oder passive Vernachlässigung oder offen als körperliche oder psychische Androhung verstanden werden (s. **Abb. 1-2**).
Aggressivität ist die Bereitschaft, aggressiv zu handeln.

Wer hat destruktives Zerstören erlernt?

- Wer als Kind ungerecht bestraft wurde, identifiziert sich mit dem Täter.
- wer gekränkt, abgelehnt, einsam oder ohne Zärtlichkeit lebt
- wer frustriert, hilflos oder überfordert ist

Wer sein Gegenüber als Feind zu erkennen glaubt, bekommt Angst: Dann hat er die Möglichkeit, zu fliehen oder seine Wut in Kampf umzusetzen.

Aggression kann sich äußern:

- als spontane Unmutsäußerungen, die gewöhnlich harmlos sind
- als Durchsetzungs-Aggression, die Macht demonstrieren will
- als Abwehr-Aggression, die schützt oder der Verteidigung dient
- als Vergeltung oder Rache, oft als eine Reaktion auf Kränkung
- als Aggressionslust, die einen sadistischen Nervenkitzel sucht
- als kollektive Aggression, die durch Gruppendruck entsteht

Breakwell (1998) beschreibt typische Eskalations- oder Angriffsphasen:

A. Auslösephase: Die Anspannung wird in drohender Körperhaltung sichtbar.
B. Eskalationsphase: Der Angreifer verhält sich direkt bedrohlich.
C. Krisenphase: Der Täter verliert die Selbstkontrolle, greift körperlich an.
D. Erholungsphase: Körperspannung und Stimme normalisieren sich.
E. Depressionsphase: Körperlich erschöpft kann sich der Täter entschuldigen.

Aktuelle Aggressivität ist abhängig von der Biografie des Angreifers, seiner Einstellung und der Situation, wie er sie als Auslöser deutet. Destruktive Aggressivität kann offen gezeigt werden in einer aggressiven Handlung oder Androhung. Sie

Aggressionen

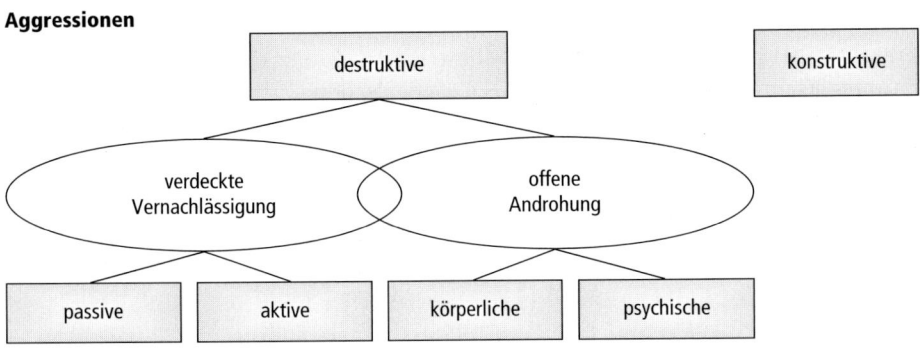

Abbildung 1-2: Aggressionsformen

kann auch verdeckt bleiben bei Unterlassung oder Vernachlässigung einer notwendigen Pflegehandlung. Mangelernährung kann Folge einer passiven Vernachlässigung sein, Hilfeverweigerung ist eine aktive Unterlassung. Wenn ein Patient einen Suizid androht, richtet er seine Aggression gegen sich selbst, belastet aber auch die ihn betreuenden Pflegenden. Hirsch und Bruder (2000) stellten Aspekte von Gewalt und Aggression gegenüber (s. **Tab. 1-1**).

Um zu verstehen, wie Aggression entsteht, sind nicht nur verschiedene Aggressionstheorien hilfreich, sondern auch Gefühle und Verhalten der Pflegenden.

1.3.2
Aggressionstheorien

Es gibt mehrere Aggressionstheorien, von der keine dem Anspruch gerecht wird, die Aggression hinreichend zu erklären.

Biologische Aggressionstheorien
Biologische Theorien versuchen Aggression mit der Trieb- und der Instinkttheorie sowie mit neuro-hormonalen Theorien zu erklären.

Tabelle 1-1: Unterschiede von Gewalthandlung und Aggression, nach Hirsch/Bruder, 2000

Gewalthandlung	Aggression
eine soziale Handlung zur Durchsetzung	psychologisch eine Emotion als Abwehr
Schädigung des Opfers	abhängig von der Absicht des Täters
dient instrumentell als Mittel zum Zweck	kann feindselig sein, lässt sich nur eingeschränkt kontrollieren
verletzt Grundrechte der Person	widerspricht dem Willen der Person auch bei Unterlassungen
widerspricht dem Bedarf	

Triebtheorie

Freud (1920) nahm zunächst einen Todestrieb an, den er später Aggressionstrieb nannte. Klein erklärte den Aggressionstrieb als den auf andere verschobenen Todestrieb (Klein/Riviere, 1983). Mitscherlich (1992) sprach von einem selbstständigen Aggressionstrieb als einem angeborenen, im Organismus entstehenden aggressiven Impuls. Andere möchten jedes menschliche Verhalten als Triebmischung aus Aggression und Libido (Lebenstrieb) erklären. Heute nimmt man nur den Selbst- und Arterhaltungstrieb an.

Instinkttheorie

Lorenz (1963) beschrieb bei Tieren aufgrund sorgfältiger Beobachtungen einen lebens- und arterhaltenden Aggressions-Instinkt, um das Revier abzugrenzen und die Rangordnung zu erhalten. Lorenz deutete Aggression als Energiestau, der sich von Zeit zu Zeit wie ein Dampfkessel entladen müsse. Er erkannte eine Tötungshemmung bei direktem Blickkontakt mit dem Opfer, die bei neurotisierten Tieren und in Gefangenschaft nicht mehr funktioniert. Sind wir Menschen so neurotisiert, dass wir mit Waffen aus der Ferne töten? Wir Menschen haben Instinktreste, besonders Verwirrte handeln relativ instinktsicher.

Neurohormonale Theorien

Aggressions- oder Feindseligkeitsgefühle entstehen im Mandelkern des limbischen Systems und werden uns in Bruchteilen von Sekunden bewusst. Mit den im Stirnhirn gespeicherten ethischen und sozialen Normen hemmen, bremsen oder kontrollieren wir aggressive Handlungen, abhängig von Botenstoffen, Hormonen und intakten Hirnstrukturen.

- *Welche Bedeutung haben die Botenstoffe?*
  Dass der Mangel an dem Botenstoff Serotonin (in Milch, Bananen, Geflügel) mit erhöhter Aggressivität einhergeht, ist seit langem bekannt, z. B. bei der Depression als Auto-Aggressionskrankheit. Medikamente, die die Neubildung von Serotonin unterdrücken, steigerten die Aggressivität der Versuchstiere. In der Rückenmarksflüssigkeit von finnischen Strafgefangenen fand man die niedrigste Serotoninkonzentration bei den brutalsten Verbrechern. Experimentell herbeigeführter niedriger Serotoninspiegel erhöht die Bereitschaft vieler Versuchspersonen, anderen durch (vermeintliche) Elektroschocks Schmerzen zuzufügen (Kersten, 1996). Serotonin-Mangel erhöht nicht nur die Aggressionsneigung, sondern trägt auch zu Depression, Schlafstörungen, Angst, Zwängen und erhöhter Schmerzempfindlichkeit bei. Während aggressiver Handlungen sind Noradrenalin und Dopamin vermehrt und Serotonin vermindert. Wenn ältere Menschen durch Versagen und Verluste ihr Selbstwertgefühl verlieren, sinkt ihr Serotoninspiegel, d. h. sie können aggressiv reagieren, wenn sie sich in die Randgruppe «unnützer Pflegefälle» gedrängt fühlen. Daraus ergibt sich die Konsequenz, das Selbstwertgefühl alter Menschen zu stärken, um aggressivem Verhalten vorzubeugen; denn die Zufuhr von Serotonin kann aggressive Hand-

lungen nicht verhindern. Wer ein gutes Selbstwertgefühl hat, hat auch einen hohen Serotoninspiegel und reagiert entspannt, gelassen, vertrauensvoll, optimistisch und durchsetzungsfähig.

> Der Serotoninspiegel ist bei Friedfertigen mit gutem Selbstwertgefühl normal, Serotonin-Mangel bei Aggressionsneigung, Depression, Angst, Minderwertigkeitsgefühlen, Schlafstörungen, Angst, Zwängen und erhöhter Schmerzempfindlichkeit.

- *Bedeutung von Testosteron*
Ob Testosteron als männliches Sexualhormon Aggression steigert, ist umstritten. Dass Männer unter 65 neunmal häufiger kriminell werden als Frauen, ist anerzogen und nicht zuerst hormonell bedingt.
Die früher mit Testosteron behandelten Frauen mit einem metastasierenden Mammakarzinom reagierten nicht einheitlich mit gesteigerter Aggressivität. Testosteron kann bei Männern und bei den alten Frauen mit Bartwuchs, die mehr Testosteron bilden als gleichaltrige Männer, die Aggressivität fördern, aber nicht unweigerlich zu aggressiven Handlungen zwingen. In Tierversuchen konnten Snyder und Fruchtmann (1981) nachweisen, dass nur männliche Tiere mit einem bestimmten Gendefekt mörderisch wurden, aber nicht weibliche Tiere. Aggressionsgeladene Randalierer nach Sportveranstaltungen sind eher unter den siegreichen Fans mit einem erhöhten Testosteronspiegel zu finden als unter den Verlierern mit erniedrigtem Testosteron (Weidenbach, 1996).
Während Männer mehr zu körperlicher Gewalt neigen, bevorzugen Frauen verdeckte Aggression, Intrigen und «psychologische Kriegsführung», weil sie Geschlechtsrollen und soziale Intelligenz, d.h. Impulskontrolle effektiver erlernt haben. Nicht Testosteron, sondern Östrogene drosseln das Konkurrenzverhalten. Östrogene erhöhen auch den Serotoninspiegel (Lück/Strüber, 2006), deshalb werden ältere Männer mit steigendem Östrogenspiegel und fallendem Testosteronspiegel weicher.

Psychologische Aggressionstheorien

Psychologische Aggressionstheorien werden am häufigsten zur Erklärung von Aggression herangezogen, die psychophysiologische, besonders die Lerntheorie, weniger die Frustrations-Aggressions-Theorie, die tiefenpsychologische und die Motivationstheorie.

Psychophysiologische Theorie

Erregung z.B. bei Ärger aktiviert das Stamm- und Zwischenhirn. Der Mandelkern des limbischen Systems schaltet bei Angst auf Flucht oder Angriff (aggressive Gefühle) und löst eine Stressreaktion aus: Das führt im Zentralnervensystem zu erhöhter Muskelspannung z.B. mit verzerrter Mimik und Ballen der Fäuste. Der

Sympathicus lässt Blutdruck, Puls und Atmung ansteigen, erhöht die Blutfette und den Blutzucker, hemmt die Magen- und Darmtätigkeit und steigert im Nebennierenmark die Ausschüttung von Noradrenalin; die Hypophyse stachelt die Nebennierenrinde zur Bildung von mehr Cortisol und die Schilddrüse zur Bildung von mehr Schilddrüsenhormon an. Das Immunsystem wird geschwächt. In der präfrontalen Windung des Stirnhirns wird der Anlass von Angst oder Wut bewusst beurteilt und nach einer Kosten-Nutzen-Analyse für oder gegen eine aggressive Handlung entschieden (Hülshoff, 2002).

Die Aggressionsgefühle stehen in Wechselwirkung mit situativen Auslösern der Umwelt (Klessmann, 1994). Viele Autoren akzeptieren die psychophysiologische Theorie.

Frustrations-Aggressions-Theorie

Dollard et al. (1939) nahmen an, dass Frustration die Ursache jeder Aggression sei. Ärger löse aggressive Impulse als Reaktion aus. Aggression sei zu hemmen durch Angst vor Strafe oder innere Normen und durch Lernen von Frustrationstoleranz.

Nach heutiger Sicht führt nicht jede Frustration zu Ärger und nicht jeder Ärger zur Aggression, sondern nur wenn das auslösende Ereignis als bedrohlich bewertet wird. Dollard et al. beschrieben auch die Aggressionsumleitung: Wenn ein alter Heimbewohner sich nach dem Besuch eines Angehörigen enttäuscht und allein gelassen fühlt, wird er nicht selten aggressiv gegen Pflegende, d. h. er leitet seine Aggression auf erreichbare Personen um.

Lerntheorie: Aggression als erlerntes Verhalten

Lerntheoretiker wie Bandura (1976) nehmen an, dass Aggression wie jedes soziale Verhalten erlernt wird durch Lernen in Nachahmung oder durch Lernen am Erfolg. Aggressives Verhalten ist wie jedes Verhalten von den Konsequenzen bestimmt und erstrebt Abwehr, Verteidigung, Durchsetzung oder Anerkennung und Beachtung oder dient dazu, Spannungen abzubauen.

Lerntheoretiker unterscheiden:

- Instrumentelle Aggression wird als Mittel eingesetzt, um sich durchzusetzen oder Ängste abzuwehren oder Zuwendung zu erreichen.
- Ärger-Aggression ist reaktiv und äußert sich oft als Unmutsäußerung.
- Verselbständigte Aggression will Spannung erzeugen, um sich zu stimulieren, oder als Kampfeslust z. B. Männlichkeit beweisen, und kann im Sadismus gipfeln.

Problemlösendes Denken kann Aggressionen hemmen.

Wie können Altenpfleger Aggression auf der Station erlernen? Wenn die Stationsleiterin einem schwierigen Bewohner droht und dieser gehorcht, wird die Stationsschwester öfter drohen, weil sie am Erfolg gelernt hat, sich mit Drohungen durchzusetzen. Die Mitarbeiter werden die Gruppenleiterin nachahmen und dem schwierigen Bewohner öfter drohen. Menschen lernen häufig am Modell durch Nachahmung.

Tiefenpsychologische Theorien

Adler erklärt Aggression als Macht- oder Geltungstrieb, um Minderwertigkeitsgefühle zu kompensieren. Aggression kann auch als Energie, Lebenskraft gesehen werden. Wer eigene destruktive Gefühle (narzisstische Wut; Kohut, 1973) nicht wahrhaben kann, nicht integriert, projiziert sie auf andere: Angefangen hat immer der andere (Aggressionsverschiebung).

Wenn alte Menschen unbewusst Pflegende wie ihre enttäuschenden Kinder herumkommandieren (Übertragung) und Pflegende diese wie schikanierende Eltern erleben (Gegenübertragung), können Aggressionen eskalieren.

Motivationstheorie

Die Aggressionsmotive wurden bisher wenig erforscht: Welche Absicht, welches Ziel verfolgt der Täter, wozu, wofür wird er aggressiv, d. h. was will er in dieser Situation erreichen (Kornadt, 1982)? Will er Aufmerksamkeit, Macht?

Sozialpsychologische Theorien

Welche aktuelle Beziehungssituation kann Aggression auslösen? Heutige Analytiker wie Selg (1988) glauben, dass Aggression reaktiv ist, d. h. dass bei Kränkungen des Selbstwertgefühls Aggression als narzisstische Wut aktiviert wird. Ältere Menschen, die z. B. zu wenig Zuwendung erhalten, fühlen sich wertlos, zweifeln, noch liebenswert zu sein, und werden durch die erlebten Kränkungen oder Abwertungen aggressiv. Ist die Aggression Pflegender auch eine Reaktion auf die gesellschaftliche Abwertung ihrer Tätigkeit oder eine Reaktion auf die strukturelle Gewalt, die ihnen widerfährt?

Soziologische Aggressionstheorien

Der Umstand, dass es heute selbst in kirchlichen Einrichtungen nicht mehr vorrangig um Menschen, sondern um die Wirtschaftlichkeit geht, ist Folge des Wertewandels. Wenn die Gesellschaft alte, kranke Menschen als Altenlast etikettiert, kränkt diese Einstellung auch die Pflegenden. Unter dem Konformitätsdruck von Gruppen wird oft ein Pflegender als Sündenbock gesucht, der gemobbt werden kann, bis er kündigt. Geben Pflegende dem Gruppendruck nach, wenn die Mehrheit des Teams (das System Wohngruppe) einen Bewohner zum Sündenbock erklärt?

In einem Experiment von Philip G. Zimbardo (1971 in Stanford; «Stanford-[Prison-] Experiment») folterten freiwillige Studenten in Wärterkleidung ihre Kommilitonen, die freiwillig als Kriminelle in Gefangenenkleidung ins Gefängnis gingen, so dass das Experiment schon nach einer Woche abgebrochen wurde. Ist jeder bereit, dem Gruppendruck nachzugeben und Schwache zu quälen?

Wenn inkontinente Bewohner in pflegeleichte Trainingsanzüge gesteckt werden, fühlen sie sich wie in einer Uniform, nicht mehr von anderen unterschieden. Wenn sie bei geringer Verwirrtheit als nicht einwilligungsfähig unter Betreuung gestellt werden, werden sie unter dem Gruppendruck, sich anpassen zu müssen, sich auch bald ohne Verantwortung, d. h. de-individuiert, d. h. aggressiv verhalten können. Werden Pflegende wie Wärter unter dem Gruppendruck, Kranke immer schneller versorgen zu müssen, rücksichtsloser und gewaltbereiter?

Spirituelle Aggressionstheorien

Gewaltbereite Fundamentalisten gibt es in einigen Altenheimen. Sie wurden zur Härte erzogen, ihre Gefühle wurden ihnen oft mit Gewalt ausgetrieben. Sie wurden hart gegen sich selbst aus Mangel an Liebe und aus Angst vor Ablehnung. Strenge Normen scheinen ihnen Halt zu geben, und ihr unerbittliches Gewissen lebt Herrschsucht aus. Sie lernten dualistisches Alles-oder-nichts-Denken und kennen nur gute oder böse Mitarbeiter. Überhöhte Vollkommenheits-Ideale sind gefährliche Gewaltpotenziale auch in den Religionen: Sie machen Fundamentalisten rücksichtslos. «Viele Fundamentalisten gehen sehr brutal mit den Christen um, die nicht die gleichen Ansichten haben oder ein bisschen anders leben, als es diese Frommen für richtig halten.» (Grün, 2006: 24). Wie Selbstmord-Attentäter töten sie sich und andere im Namen Gottes, um mit dem Himmel belohnt zu werden. Sind Selbstmordattentäter «radikale Verlierer» (Hans Magnus Enzensberger, 2006)? Spirituelle Aspekte können kulturelle Gewalt beeinflussen.

Von allen Aggressionstheorien sind die psychologischen am wichtigsten (s. **Abb. 1-3**).

1.3.3
Aggressionsverstärkende und -mindernde Faktoren

Aggression entsteht nie durch einen Faktor, sondern immer durch das Zusammenwirken verschiedenster Aggressionsbedingungen oder Faktoren.

Pflegende könnten im Team die aggressionsfördernden und -mindernden Faktoren ihrer Pflegegruppe wie in **Tabelle 1-2** bewusstmachen, auflisten, durchsprechen und beim Erstellen von Pflegestandards zur Qualitätssicherung berücksichtigen.

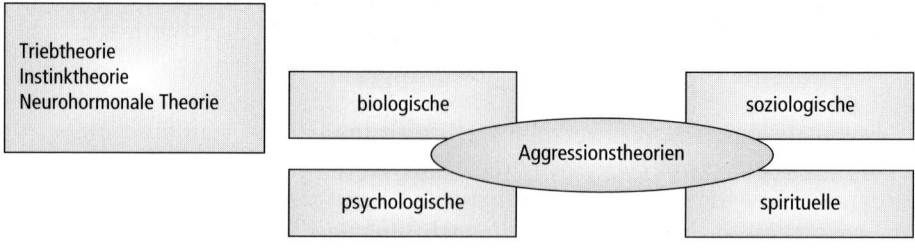

Abbildung 1-3: Aggressionstheorien

Tabelle 1-2: Aggressionsverstärkende und -mindernde Faktoren (Quelle. Grond, 1997)

Aggressionsverstärkende Faktoren	Aggressionsmindernde Faktoren
aggressive Vorbilder	gewaltfreie Vorbilder
bisheriger Erfolg mit Aggression	moralische Verurteilung der Aggression
aggressive Gruppennormen	Belohnen nicht aggressiven Verhaltens
Provokation	Besprechen aggressiver Gefühle
Vorurteile	tiefe Freundschaft
Langeweile	sinnvolle Beschäftigung
Eifersucht	Verwandtschaft
Überforderung, Dauerstress	Erholung
Bevormundung	Selbständigkeit
Alkohol	alternative Entspannung
Behinderung von:	Schenken
Nahrungsaufnahme	Beschwichtigen, Versöhnen
Flucht oder Verteidigung	Gesellschaftsspiele, -regeln
Gewohnheiten	Anerkennung
Zielen und ideellen Werten	Nachgeben
Rangstreben	Abreaktion an Ersatzobjekten
Neugier, Wissbegier	

Zur Entstehung von Aggressionen gibt es folgende Theorien:

- biologische wie Trieb-, Instinkt- und neurohormonale Theorien
- psychologische wie psychophysiologische, Frustrations-, Lern-, tiefen-psychologische, Motivations- und sozialpsychologische Theorien
- soziologische und
- spirituelle Theorien.

Andere Faktoren können Aggressionen verstärken oder vermindern.

1.4
Gewalt und Pflege

Fliehen Pflegende aus Angst oder wehren sie sich aggressiv? Richten sich ihre aggressiven Impulse gegen sich selbst, weil sie Schuldgefühle haben? Reagieren sie überangepasst oder gefährden sie sich selbst suizidal, weil sie am Ende ihrer Kräfte sind? Einige reagieren fremdaggressiv, wenn sie andere beschuldigen. Pflegende haben auch noch alternative Möglichkeiten: Sie könnten ihre aggressiven Impulse als Energie für sich oder für andere einsetzen, ohne sich selbst oder andere zu schädigen. Wer sich eigener aggressiver Impulse immer wieder bewusst wird, kann sie konstruktiv umsetzen.

Pflegende neigen dazu, von bösen Tätern und dem armen Opfer zu sprechen. Oft beeinflussen sich Täter und Opfer in gegenseitiger Überforderung und Gewaltverstrickung. Und wie verhalten sich Dritte? Sehen sie weg oder schweigen sie? In Familie oder Station sind immer alle beteiligt, auch wenn sie es nicht wahrhaben wollen.

1.4.1
Pflegende als Opfer

Strukturelle und personale direkte Gewalt in Heimen oder Kliniken bedrohen nicht nur alte Pflegebedürftige, sondern auch Pflegende. Pflegende haben meist das Gefühl, Opfer zu sein, abhängig von frühen Bindungserfahrungen. Sie sollten sich bewusst machen, dass sie als Opfer den Täter auch beeinflussen können, z. B. je lauter sie als Opfer schreien, umso unsicherer wird der Täter. Wenn Pflegende sich selbst schuldig fühlen, dass sie angegriffen wurden, sollten sie in Supervision klären, ob sie zu Masochisten erzogen worden sind; andererseits sollten sie reflektieren, ob sie unabsichtlich Aggressionen eines Bewohners provozieren.

1.4.2
Pflegende als Täter

Täter wollen bei Selbstwertmangel aus Neid oder Eifersucht ihre Überlegenheit vor Zuschauern zeigen oder Wiedergutmachung fordern für zu wenig bedingungslose Liebe und Anerkennung oder für eine Kränkung, Ohnmacht oder Bestrafung durch die Eltern oder den Chef oder eine Abwertung; dann wollen sie ihre eigene Mikrigkeit vergessen oder sich aufwerten, indem sie den anderen abwerten.

Offensive Täter handeln meist aus Rache, defensive Täter haben gehemmte Wut gestaut und brauchen einen Gruppendruck, ehe sie platzen. Wenn die Genugtuung abflaut, kann sich manchmal der Täter schuldig fühlen, meist lehnt er die Verantwortung ab und verdammt die aufdeckenden Dritten. Wenn Pflegende aggressiv werden, handeln sie meist defensiv, seltener offensiv.

> Pflegende fühlen sich meist als Opfer und seltener als Täter, obwohl sie beides sein können.

Kapitel 2
Von Fremdgewalt bedrohte Pflegende

2.1
Von strukturellen Bedingungen bedrohte Pflegende

Pflegende sind durch Rahmenbedingungen überfordert, können nicht mitbestimmen, werden nicht genügend anerkannt, fühlen sich durch die Werte- und Sinnkrise belastet und durch diese Faktoren oft beschämt.

2.1.1
Überfordernde Rahmenbedingungen

Pflegende fühlen sich als Folge der Rahmenbedingungen dauernd unter Druck, von zu hohen Anforderungen, Zeitmangel, Praxisschock, schlechtem Arbeitsklima, der Diskrepanz zwischen Anspruch und Machbarkeit, von Empathieschwund und Umweltbedingungen überfordert.

Arbeits- oder Organisationsstress
Der eingeengte Pflegeschlüssel verhindert menschenwürdige Pflege durch Mangel an Zeit, an Lob, an Lohn, an Solidarität, an Fortbildung und an Supervision. Die Arbeitseinteilung ist oft unklar, die Schichtarbeit unregelmäßig, eine Stellenbeschreibung fehlt oft, so dass Rollenkonflikte zunehmen. Zu wenig Nachtwachen können Sterbende nicht begleiten, wenn zwei Drittel der älteren Menschen nachts anfangen zu sterben.

Dauernder Druck auf Pflegende
Bewohner, Angehörige, Pflegedienstleiter oder der Medizinische Dienst der Krankenkassen üben dauernd Druck aus, schneller und kostensparender zu arbeiten, so dass Pflege zu gefährlicher Routine werden kann. Es ist nicht christlich, wenn in Heimen der Diakonie und Caritas an qualifiziertem Personal gespart wird.

Zu hohe Anforderungen
Pflegearbeit ist körperlich anstrengend (z.B. schweres Heben); es ist psychisch belastend, verwirrte Patienten mit zu wenig Personal und Zeit nachts und am

Wochenende zu betreuen, ohne dass die Einsatzbereitschaft der Pflegenden gewürdigt wird; an qualifizierten Mitarbeitern wird gespart, obwohl bekannt ist, dass unqualifizierte eigener Wut oft hilflos ausgeliefert sind.

Zeitmangel

Pflegende brauchen 35 bis 40 % der Zeit für Büro- und Schreibarbeit. Die Pflegezeit ist im Minuten-Zeittakt wie Fließbandpflege eingeteilt: 20 bis 25 min für Ganzkörperwäsche, 15 bis 20 min für die Hauptmahlzeit, 8 bis 10 min für das Ankleiden, nur 4 bis 6 min für das Auskleiden und 2 bis 3 min für das Wasserlassen. Diese Zeitangaben gelten für gesunde alte Menschen, aber nicht für demente Personen, die teilweise die dreifache Zeit brauchen. Für Zuwendung, z. B. Vorlesen oder die Hand halten, ist in der «seelenlosen» Pflegeversicherung keine Zeit vorgesehen, weil diese nur körperliche Pflege belohnt. Pflegende haben keine Zeit, um Gefühle z. B. Trauer zuzulassen oder sich zu erholen.

Praxisschock

Bei Berufsbeginn erleiden viele einen Praxisschock, weil im Unterricht erlernte Ideale nicht durchführbar sind. Viele erleben eine erfolglose Endlos- oder Fließbandpflege für zu viele pflegebedürftige Menschen. Sie leiden unter zu viel geforderter Büroarbeit mit häufiger Gesprächsunterbrechung.

Schlechtes Arbeitsklima

Pflegende müssen in einem schlechten Team-Klima um ihre Anerkennung kämpfen oder werden als Außenseiter sogar gemobbt, wenn sie sich aufopfern; der Konkurrenzkampf mit Intrigen zwischen den Mitarbeitern nimmt zu:«Entweder Ihr spurt oder Ihr könnt gehen.» (Hirsch/Kranzhoff, 1999 a).

Diskrepanz zwischen Anspruch und Machbarkeit

Pflegende erleben eine zunehmende Diskrepanz zwischen Anspruch und Machbarkeit, zwischen gewünschter Beziehungspflege und reiner Versorgung dementer Personen, die in Heimen ausgesondert werden, wenn die Angehörigen unter der Pflege zusammenbrechen. Politiker und Heimträger scheint nur zu interessieren, was erwirtschaftet wird. Monethik statt Ethik?

«Die Ausbeutung und Überforderung der Pflegekräfte hat dramatische Ausmaße angenommen.» (Breitscheidel, 2005).

Empathieschwund

Pflegende sollen über Gewalt im Heim schweigen, weil Träger Mitwissergleichgültigkeit fordern oder «Nestbeschmutzer» fürchten, denen sie bald kündigen. Ist Empathieschwund erwünscht? Wie sollen Pflegende damit fertig werden? Emotionale Zuwendung, die gerade demente Personen brauchen, wird von der Pflegeversicherung nicht bezahlt.

Umweltbedingungen

Schlechte Beleuchtung, Lärm, häufiges Sehen von Krimis am Fernsehen, herumliegende Messer und Scheren können Auslöserreize für Aggressionen sein, von denen sich Pflegende bedroht fühlen, ohne sich dagegen wehren zu können. Die wachsende Macht der empathielosen Bürokratie kann Pflegende zu Schreibtischtätern machen.

2.1.2
Mangel an Mitbestimmung

Mitbestimmung der Pflegenden ist in einigen Heimen noch unerwünscht, wenn ein autoritärer Heimleiter Gehorsam statt Eigenverantwortung fordert. Sind Pflegende machtlos gegen widersprüchliche Anweisungen? Übergeht der Pflegedienstleiter ihre Nöte und erhöht den Leistungsdruck oder blockt er Supervision ab?

Autoritäre Vorgesetzte mit strengen Dienstanweisungen können Vorbild für Gewaltanwendung werden, wenn sie Bedürfnisse von Bewohnern ignorieren, Pflegenden Vorwürfe machen, ohne dass diese sich verteidigen können, Fortbildung und Supervision verhindern, weil sie Unruhe ins Heim bringen könnten.

Pflegende leiden unter autoritärem Führungsstil, weil er ihr Burn-out ignoriert oder Gewalt als Folge des Sparzwangs toleriert.

2.1.3
Mangel an Anerkennung

Pflegende werden für ihre schwere Arbeit mit psychisch gestörten alten Menschen zu wenig gelobt oder anerkannt und im Sinne einer Gratifikationskrise gesellschaftlich als «Arschwischer» abgewertet. Wird im täglichen Umgang mit Leid und Sterben oder in Konflikten mit Angehörigen Kundenorientierung erwartet? Werden also Pflegende als Dienstleister instrumentalisiert?

2.1.4
Belastung durch Werte- und Sinnkrise

Qualität und Standards sind bei dem Mangel an qualifiziertem Personal oft nicht einzuhalten. Kalte Krankenhaustechnik zieht in Heime ein. Viele Ärzte vertreten einen therapeutischen Nihilismus: «Schwester, da ist doch nichts mehr zu machen.» Die Bürokratie nimmt überhand. Pflegende sollen sich aufopfern, weil der Kunde zahlt, aber Mütterlichkeit gilt in der Pflege als veraltet. Sparzwänge zur Kostenoptimierung sind heute maßgebend, nicht menschliche Begegnung oder Beziehungspflege.

2.1.5
Beschämung von PflegerInnen

Pflegende werden in Heimen zu Objekten ihrer Kunden instrumentalisiert, weil nur nach dem Befinden der Kunden, nicht nach dem der Pflegenden gefragt wird. Sie sind im Urvertrauen erschüttert durch den allgegenwärtigen Tod. Fast ein Drittel aller 80- bis 90-Jährigen und fast die Hälfte aller über 90-Jährigen stirbt im Heim. Die ständige Überforderung in der Sterbebegleitung und die Angst davor können zum Empathieschwund beitragen, so dass Pflegende bereit werden, grob oder streng zu reagieren. In Palliative Care werden sie nur selten ausgebildet.

Pflegende fühlen sich in ihrer Beziehungsarbeit nicht anerkannt, denn Zivis, Putzfrauen und Stationshilfen können mehr Zuwendung geben. So erleben sie sich entwertet oder beschämt: «Andere verachten mich als Po-Putzer.» Manche verurteilen sich selbst: «Mit mir kann man es ja machen.» Pflegende sind immer mehr überzeugt, dass ihnen Unrecht geschieht, weil sie Respekt erwarten. Weil ihr Gerechtigkeitsgefühl so verletzt wird, verschließen sie sich der Kritik, bis ihr Gewissen Gewalt rechtfertigt, um ihre Ehre wiederherzustellen (Gröning, 1998).

Strukturelle Gewalt kann Pflegende bedrohen durch:

- überfordernde Rahmenbedingungen wie Arbeits- und Organisationsstress, dauernden Druck auf Pflegende, zu hohe Anforderungen, Zeitmangel, Praxisschock, schlechtes Arbeitsklima, Diskrepanz zwischen Anspruch und Machbarkeit, Empathieschwund und Umweltbedingungen
- Mangel an Mitbestimmung
- Mangel an Anerkennung
- Belastung durch Werte- und Sinnkrise
- Beschämung der Pflegenden.

2.2
Von direkter Gewalt bedrohte Pflegende

AltenpflegerInnen können bedroht werden von pflegebedürftigen Patienten, von Mitarbeitern (Mobbing), von Angehörigen und von anderen Helfern.

2.2.1
Pflegebedürftige als Täter

Am meisten irritiert werden Altenpfleger, wenn Freundlichkeit und Beschimpfungen unvorhersehbar wechseln. Aggressionen von Verwirrten werden nicht ernst genommen, Aggression von nicht verwirrten Bewohnern kränkt das Selbstwertgefühl der AltenpflegerInnen, weil sie sich wie von den Eltern getadelt fühlen.

Nach einer Umfrage (Grond, 1989) wurden von 89 Berufspraktikanten im Anerkennungsjahr 85 % geschlagen oder beschimpft, von 150 gleichzeitig befragten Pflegenden wurden 74 % beschimpft (45 % öfter als dreimal) und 53 % wurden mindestens einmal geschlagen. Nach meiner nicht veröffentlichten Umfrage (1999) wurden Pflegende zu 47 % machmal gestoßen oder geschlagen, zu 43 % gekniffen oder gebissen, zu 41 % beschimpft, zu 40 % bedroht, zu 38 % beworfen oder getreten und zu 38 % im letzten Jahr geärgert. Nach der letzten Umfrage des Autors 2006 wurden im Jahr 2005 von 32 Pflegenden 18 geschlagen, 9 beschimpft und 5 bedroht.

Wie schilderten 2006 Altenpflegeschüler, was ihnen im Praktikum angetan wurde? «Die Bewohnerin hat mich beschimpft, mit Kot beschmiert, mich geschubst und geschlagen.» «Ich wurde sehr oft geschlagen, zu Gesprächen hatte ich keine Zeit.» «Ich wurde behandelt wie ein Diener und ohne Vorwarnung geschlagen.» «Sie verdrehte mir den Arm bei der Grundpflege.» «Jeden Morgen bei der Grundpflege wurde ich beschimpft, geschlagen und getreten.» «Ich wurde beschimpft und beim Transfer vom Bett in den Stuhl geschlagen.» «Ich wurde sexuell belästigt und am Gesäß angefasst mit Anspielungen.» «Er schrie mich an und schlug mich. Die Praxisanleiterin half nicht.» «Sie fasste mich am Hoden an mit entsprechenden Blicken.»

Die Untersuchung von Schneider und Sigg in Schweizer Alters- und Pflegeheimen (1990) ergab eine seltenere Gewalttätigkeit von Heimbewohnern. Nach Erfahrungen des Autors sind Patientenübergriffe in Behinderteneinrichtungen häufiger als in Altenheimen und dort häufiger als in der Psychiatrie. Am häufigsten wurden die Mitarbeiter geschlagen, gebissen, getreten oder mit Gegenständen beworfen.

In der Psychiatrie sind Pflegende das häufigste Angriffsziel, an zweiter Stelle Mitpatienten. Das Gewaltrisiko in der Psychiatrie sinkt mit zunehmendem Alter der Patienten und ist am höchsten bei jungen unbehandelten schizophrenen Männern mit Verfolgungswahn, bei unbehandelten manisch kranken Patienten und bei alkoholkranken Menschen im Rausch. Durchschnittlich gefährlich sind hirngeschädigte oder demente Personen, epilepsiekranke und depressive Menschen (Steinert, 1995).

Die Risikofaktoren lassen sich einteilen in Kontextfaktoren wie Pflege-Eingriff in Aktivitäten des täglichen Lebens, in kurzfristige wie Einweisung, Delir oder Verlust des Partners und in langfristige wie Kränkbarkeit z. B. durch Demenz, Depression oder Alleinleben.

Schneider (2005) beschreibt folgende Gewaltformen von Heimbewohnern gegen Pflegende:

- physische Gewalt: Pflegende wurden gekratzt, gebissen, gezwickt, geschlagen, an den Haaren gezogen, bespuckt, getreten oder mit Gegenständen beworfen.
- psychische oder emotionale Gewalt: Die Heimbewohner schrien ständig, beleidigten, schimpften, verweigerten trotzig die Pflege, klagten die Pflegenden an oder beschuldigten sie, machten Vorwürfe, verbreiteten Gerüchte, suchten

Streit, spielten das Personal gegeneinander aus, beschwerten sich ungerecht-
fertigt; sie ärgerten die Pflegenden durch wiederholtes Klingeln, durch manchmal absichtliches Einnässen oder Einkoten, Beschmutzen von Wäsche, Gegenständen oder Räumen.

- sexuelle Belästigung: Die Heimbewohner belästigten mit Worten, Gesten oder
  durch direkten körperlichen Kontakt.

Gewaltanalyse

Klie und Lörcher (1994) stuften außer körperlichen Übergriffen, Beschimpfung,
Angriffen auf andere Patienten, Anspucken und Zerstörungswut folgende Ver-
haltensformen der Heimbewohner in abnehmender Reihenfolge als aggressiv ein:
Ratlosigkeit, Schreien, Herumschmieren mit Fäkalien, Angstausbrüche, mißtraui-
sches Verhalten, Herumirren, Wiederholungsfragen, kein Orientierungssinn,
Pika-Syndrom (Essen von Blumenerde), irrelevante Tischmanieren, Verwechseln
der Räume, Schlafprobleme und sexuelle Impulsivität. Diese undifferenzierten
Vorurteile von Pflegenden in Heimen könnten als unbewusste Erwartungen
gerade das provozieren, was sie verhindern wollen: Aggressivität der Bewohner als
self-fulfilling prophecy (sich selbst erfüllende Prophezeiung).

Gewaltformen Pflegebedürftiger

Beispiele verbaler Aggression: Der alte Mensch schreit gellend, brüllt, flucht,
kreischt, beschimpft, beleidigt, droht anderen oder sich selbst oder verbreitet
Gerüchte, kritisiert oder entwertet andere, streitet, oder fordert oder ist unkoope-
rativ und weigert sich, Hilfe anzunehmen, oder macht ständig Vorwürfe wegen
angeblich unzureichender Pflege oder tyrannisiert die Pflegenden.

Verbale Aggression ist in der Pflege häufiger als körperliche und kann mehr
wehtun, schmerzhafter sein als körperliche Aggression. Sie kann als Beschimpfung offen oder verdeckt, subtil oder heimtückisch geäußert werden. Sie greift das
Selbstwertgefühl des Pflegenden an, setzt ihn herab. Sie sucht ihn mit Worten zu
beherrschen, drückt eine doppelte Botschaft aus und eskaliert oft zu heftigen
Wortgefechten.

Beispiele körperlicher Aggressionen durch Pflegebedürftige

- **gegenüber Gegenständen:** Der alte Mensch schlägt Türen, verstreut Kleidung,
  macht Durcheinander, wirft Gegenstände, zerbricht sie, zerschlägt Fenster,
  stößt Möbel um oder bemalt Wände oder versucht, Feuer zu legen.
- **gegenüber Personen:** Der alte Mensch droht mit Gebärden, spuckt, grabscht,
  tritt, schlägt, stößt, beißt, kneift, kratzt, zieht an den Haaren, schubst, verursacht
  Prellungen, Striemen, Verstauchungen, Brüche, Riss-/Stichwunden oder innere
  Verletzungen.
- **gegen sich selbst:** Der alte Mensch nässt ein, verweigert die Nahrung, sticht,
  kratzt, schlägt sich, reißt sich die Haare aus, schlägt den Kopf an, wirft sich auf
  den Boden oder in Gegenstände, schneidet sich, quetscht, verbrennt, verstüm-
  melt, beißt sich. Autoaggressive Menschen sind gefährdet, sich umzubringen.

Die verbalen und körperlichen Aggressionen lassen sich weiter in aktive oder passive und in direkte und indirekte unterscheiden.

Pflegeprozess im Umgang mit aggressiven alten Menschen

Der Pflegeprozess mit Pflege-Assessment, Pflegeplanung, Durchführung der Maßnahmen und Pflege-Evaluation erfordert einen differenzierten Umgang mit gewalttätigen Pflegebedürftigen.

Pflege-Assessment

Das Pflege-Assessment ortet die vielen Aggressionsfaktoren in struktureller Gewalt gegen alte Menschen, in der Person des Kranken und in interaktionellen Faktoren.

1. Strukturelle Gewalt gegen alten Menschen: Lärm, wie z. B. dauernde Berieselung mit Musik, Schreien anderer Bewohner, Gerüche, zu kaltes oder zu warmes Zimmer, ungünstige direkte oder schwache Beleuchtung (unter 500 Lux) mit Schattenbildern, die Trugwahrnehmungen begünstigen, tragen ebenso zur Aggressivität bei wie häufiger Pflegerwechsel.

Wurde der Bewohner unfreiwillig in ein Doppelzimmer ohne Privatheit zu einem Mitbewohner gelegt, der ihm unsympathisch ist? Herrscht im Heim noch die 3-s-Pflege (der Bewohner soll satt, sauber und still sein und machen, was der Pflegende will) im Sinne der totalen Institution bei Zeitdruck infolge von Personalmangel? Es wird zwar angeklopft, aber bevor der verlangsamte Bewohner «bitte» gesagt hat, sind Pflegende eingetreten.

Die «dicke Luft» unter gestressten Pflegenden und die erzwungene Langeweile der Bewohner sind Rahmenbedingungen im Heim, die aggressiv machen können. Haben die Führungskräfte einen autoritären Führungsstil, mit dem sie ihre Macht missbrauchen, so dass Empathiemangel folgt?

Der Zwang zu sparen trägt zur Gewalt bei, wenn Geld- und Personalmangel zu einer gefährlichen Pflege führen. Sozialhilfeempfänger werden neidisch auf Selbstzahler, die als Kunden eine bessere Pflege bezahlen können: Zweiklassen-Pflege als Aggressionsfaktor? Vom Taschengeld sollen Bewohner Praxisgebühr, zu Medikamenten, Hörgerät, Brille, Prothese zuzahlen. Armut verstärkt Einsamkeit, und beide fördern Aggressivität gegen sich und gegen die, auf deren Hilfe sie angewiesen sind.

Etwa ein Drittel der Bewohner ist medizinisch vernachlässigt: Die Demenz wird zu spät erkannt, Augen-, Hals-Nasen-Ohren- und Zahnärzte kommen nur in jedes dritte Heim. Psychisch Gestörte werden mit Neuroleptika diszipliniert ohne Reha-Maßnahmen. Führt räumliche Enge zum Gefühl des Eingesperrtseins, so dass Endorphinmangel Schmerzen verstärkt? Diese Lebensbedingungen können Gewalt schüren.

2. Aggressionsursachen in der Person des kranken Menschen: Görgen (1999) beschreibt allgemeine Gewaltbedingungen in der Person des Täters: Er ist narzisstisch-gemütlos, persönlichkeitsgestört oder alkoholkrank, empathieunfähig, ich-schwach mit Geltungsdrang bei Minderwertigkeitsgefühlen; hat in der Kindheit

Gewalt erfahren, lebensgeschichtliche Probleme nicht verarbeitet, ist in der Unterschicht an Gewalt als Konfliktlösungsstrategie gewöhnt oder er ist stark belastet, gestresst, erschöpft oder krank und pflegebedürftig.

a) Körperliche Ursachen: Hat er Schmerzen, die nicht ernst genommen werden? Atemnot, Schlafstörungen, Austrocknung, Hunger und Sucht können aggressiv machen. Sexuelle Erregung kann Aggressivität steigern, sexuelle Befriedigung hemmt Aggressionen.

Schilddrüsen-Überfunktion trägt zu Aggressivität bei. Wenn alte Kranke mit grauem oder grünem Star schlecht sehen, können sie vertraute Personen nicht erkennen, und bei Schwerhörigkeit werden sie oft misstrauisch. Wenn demente Personen Harn- oder Stuhldrang nicht erkennen, werden sie unruhig bis gereizt.

Hirnschädigungen führen nach heutiger Gewaltforschung (Lück/Strüber, 2006) nicht zwangsläufig zu erhöhter Aggressionsbereitschaft, sondern erst in der Kombination mit Risikofaktoren wie männliches Geschlecht, unsichere kindliche Bindung bei Misshandlung, inkonsequente Erziehung, dauernde elterliche Konflikte, Verlust der Familie, Armut, dauernde Arbeitslosigkeit und elterliche Kriminalität. Bei verurteilten Affektmördern wurden geringere Stoffwechselaktivitäten und eine Verkleinerung der grauen Substanz im präfrontalen Kortex des Stirnhirns gefunden, nicht bei kaltblütigen Mördern, bei denen aber eine Erhöhung von Testosteron und ein Mangel an Serotonin nachgewiesen wurde, der die Neigung zu reaktiver Aggression und zu Suizid erklärt. Manche Forscher vermuten eine Fehlfunktion des Mandelkerns, so dass eiskalte Täter keine Schuldgefühle, keine Reue haben im Gegensatz zu den Affekttätern; diese hatten in beiden Hirnhälften unterschiedlich große Hippocampi, so dass die emotionalen Informationen aus dem Mandelkern nicht richtig verarbeitet wurden. Je mehr der präfrontale Kortex, der aggressive Impulse des Mandelkerns hemmt, geschädigt ist, umso mehr fallen diese Menschen durch impulsives Verhalten auf, d. h. sie rasten schon bei geringem Ärger aus («ihn stört die Fliege an der Wand») und werden unvorhersehbar, unberechenbar, scheinbar grundlos aggressiv gegen jeden, der ihnen im Augenblick in die Quere kommt.

Nicht hirngeschädigte Menschen reagieren gewöhnlich nur zielgerichtet gegen den aggressiv, der sie geärgert hat.

Das Stirnhirn kann seine Funktion verlieren bei Alzheimer, bei frontotemporaler Demenz, bei Multi-Infarkt-Demenz nach Schlaganfällen, bei Chorea Huntington, bei Parkinson, Epilepsie, bei Alkohol-Rausch und -Delir. Hirngeschädigte reagieren aggressiver bei Vollmond (eigene Erfahrungen), bei Föhn oder schnellem Witterungswechsel. Eine Kernspintomografie des Gehirns kann die Situation klären.

Bei Kriegsveteranen, vergewaltigten Frauen, missbrauchten Kindern und Menschen mit jahrzehntelangem Dauerstress fand man einen geschrumpften Hippokampus. Gewalt hinterlässt also Spuren in den Gehirnen der Opfer, die sich dann an anderen für ihr eigenes Schicksal rächen können.

Innere Erkrankungen wie Blutdruckkrisen, Vitamin-B_{12}-Mangel, beginnendes Leber- oder Nierenversagen, Unterzuckerungszustände z. B. nachts oder bei Nahrungsverweigerung, Schilddrüsenüberfunktion und starke Schmerzen können aggressive Erregung fördern. Von Pflegenden werden Erkrankungen als Aggressionsursachen gewöhnlich nicht ernst genommen, d. h. Aggressionen älterer Kranker werden fast nur psychologisch erklärt.

Medikamente, die die Aggressivität alter Patienten steigern können, sind nach der Roten Liste 2006:

Piracetam wie Avigilen, Cerepar, Nootrop, Normabrain, Piracebral, Piracetrop, Sinapsan. Aktivierende Antidepressiva wie Clomipramin (Anafranil), Nortrilen, Petylyl, Imipramin (Pryleugan, Tofranil) und Moclobemid (Aurorix, Moclobeta, Moclodura)

Testosteron (männliches Sexualhormon) wie Andriol, Nebido und Testoviron

Schilddrüsenhormone wie Levothyroxin (Berlthyrox, Eferox, Euthyrox, Lixin, L-Thyroxin, Thevier)

Antiepileptika wie Primidone (Liskantin, Mylepsinum, Resimatil) können bei alten Menschen paradoxe, d. h. aggressionssteigernde und verwirrende Wirkung entfalten. Phenytoine (Phenhydan) können zu erhöhter Erregbarkeit führen.

Parkinsonmittel wie Levodopa, Dopaflex und Bromocriptin (Kirim, Pravidel) können die Aggressivität steigern.

Theophyllin wie Aerobin, Afonilum, Afpred forte, Bronchoparat, Bronchoretard, Contiphyllin, Duraphyllin, Euphylong, Pulmo-Timelets, Solosin, Theo, Tromphyllin, Unilair, Uniphyllin erhöhen die Erregbarkeit.

Koffein und koffeinhaltige Schmerzmittel wie z. B. Azur, Coffalon, Copyrkal, Eudorlin, Neopyrin forte, Neuralgin, Octadon, Optalidon N, Prontopyrin plus, Ring-N, Saridon, Titralgan und Togal können die Aggressivität steigern.

Psychostimulanzien wie Tradon, Vigil, Methylphenidat (Concerta, Equasym, Ritalin, Medikinet), Risatarun und Strattera können aggressiver machen.

Appetitzügler wie Cathin (Antiadipositum X 112-T) und Amfepramon (Regenon, Tenuate) wirken wie Weckamine beängstigend.

Metoclopramid (Cerucal, Gastronerton, MCP, Paspertin) kann über Angst und Unruhe die Aggressivität erhöhen.

Benzodiazepin-Tranquilizer wie Oxazepam (Adumbran, Praxiten), Bromazepam (Lexotanil), Lorazepam (Tavor, Tolid), Alprazolam (Tafil), Diazepam (Faustan, Valium) und Benzodiazepin-Schlafmittel wie Rohypnol, Mogadan oder Remestan können bei alten Menschen, besonders bei dementen Personen als paradoxe Wirkung Aggressionen enthemmen oder bei plötzlichem Absetzen überschießende aggressive Reaktionen hervorrufen.

Die Medikamenten-Anamnese wird bei aggressiven alten Menschen selten überprüft. Statt z. B. die Piracetam-Mittel auszuschleichen, erhalten die Bewohner zusätzlich zu diesen Mitteln noch ein Neuroleptikum z. B. Melperon, ohne die Wechselwirkung der gegenseitigen Abschwächung und die Nebenwirkungen des Neuroleptikums zu berücksichtigen. Nach wenigen Tagen kann der Bewohner nach Neuroleptika extra-pyramidale Parkinson-ähnliche Bewegungsstörungen entwickeln. Dann bekommt der Bewohner nicht selten Dopamin-Präparate, die die Aggressivität fördern, so dass die Neuroleptika-Dosis gesteigert wird. Diese Teufelskreise müssen Pflegende kennen und im Gespräch mit dem verordnenden Arzt dringend verhindern. Auf der Suche nach den Ursachen der Aggression wird selten an hirnorganische Störungen, an innere Erkrankungen und noch seltener an medikamentös ausgelöste Aggression gedacht. Häufig wird der Bewohner als bösartig abgewertet und chemisch mit Neuroleptika bestraft oder schnell eine Betreuung beim Vormundschaftsgericht beantragt, weil der Bewohner unberechenbar reagiere. Aggressionsfördernde Erkrankungen könnten behandelt und aggressions-steigernde Medikamente reduziert und schließlich abgesetzt werden.

b) Gewalt durch bio-psychosoziale Wechselwirkung: Eine Hirnschädigung kann ebenso wenig wie Serotoninmangel allein jede Aggressivität erklären. Unberücksichtigt bleibt dabei die Wechselwirkung mit anderen Botenstoffen, mit Hormonen (z. B. Testosteron, Kortison, Schilddrüsenhormon) oder anderen Stoffwechselfaktoren z. B. Unterzuckerung. Auch Umwelt und Körper stehen in einem ständigen Wechselwirkungsprozess.

Wenn alte Patienten eine Hirnschädigung oder eine Hirnfunktionsstörung als Folge einer anderen Erkrankung erleiden, können erlernte und im Stirnhirn gespeicherte soziale Hemmungen nicht mehr ausreichend wirksam werden. Gewaltorientierung kann auch mit der Zugehörigkeit zu Außenseitern oder zu einer Randschicht zusammenhängen. Dazu kommt bei Männern das überlieferte Streben, männliche Dominanz beim Kampf um Status und Einfluss zu beweisen, besonders wenn Männer dabei von Frauen anerkannt oder bewundert werden.

c) Geschichtliche Einflüsse: Aus Kriegen haben Menschen noch immer nichts gelernt. Konfliktlösung mit Gewalt wurde zu einem gewohnten Schema, und über gewaltlose Konfliktlösung wurde in der Geschichte zu selten berichtet. Wir alten Menschen haben furchtbare Kriegserlebnisse nicht aufarbeiten können, das Entsetzen über den Tod nächster Angehöriger, über die Zerbombung des Eigentums, die gewaltsame Vertreibung aus der Heimat und die Ablehnung als «Ausländer» im neuen Land: Die bleibende Angst fördert Aggression.

d) Biografische Einflüsse: Wer im Vater ein aggressives Vorbild in repressiver Erziehung und in Unterdrückung der Frau erlebte, wird sich später ähnlich verhalten, wenn er sich nicht bewusst von solchen Modellen distanziert. Wer sich in Beruf oder Familie gedemütigt fühlte, kann Rache-Ideen entwickeln, wenn er sich als Greis im Heim gekränkt fühlt, d. h. alte Kränkungen aktualisiert werden.

Wer nicht lernte, aggressive Gefühle differenziert auszusprechen, wird eher körperlich losschlagen, statt diese Gefühle mit Worten auszudrücken. Gelernte Aggression ist ansteckend. Wenn die heute alte Frau eine dominante Mutter erlebt hat und in der Familie immer Erfolg hatte mit ihrer aggressiven Durchsetzung, wird sie im Heim versuchen, sich wie ein «Hausdrachen» zu behaupten. Wurde der Heimbewohner vor der Heimaufnahme in der Familie misshandelt? Bewohner sind von Pflegenden abhängig, d. h. sie werden aggressive Betreuer nachahmen.

Einstellungen und Erwartungen sind biografisch geprägt. Ein alter Mensch handelt umso eher aggressiv, je mehr Erfolg er erwartet, je mehr er die Streitmittel beherrscht, je mehr er anderen böse Absichten unterstellen und seine Handlung moralisch rechtfertigen kann und je mehr andere wichtige Menschen zustimmen.

e) Psychische Hintergründe der Aggression

Kränkung des Selbstwertgefühls z. B. durch eigenes Versagen bei beginnender Demenz kann aggressiv machen im Sinne narzisstischer Wut, um ein altes Macht- oder Geltungsbedürfnis zu befriedigen. Perfektionistische ältere Menschen können bei nachlassenden Kräften nicht mehr alles hundertprozentig machen, geraten unter Zeitdruck und richten die Enttäuschung über ihr eigenes Versagen schließlich gegen andere. Durch Angehörige gekränkte alte Menschen leiten ihre Aggression nicht selten auf Pflegende um, wenn die Angehörigen nicht erreichbar sind. Wenn der alte Pflegebedürftige seine totale Abhängigkeit von Pflegenden als bedrohliche Kränkung bewertet und in der Biografie Gewalt befürwortende Vorbilder erlebt hat, ist die Wahrscheinlichkeit, einen aggressiven Impuls in einen Angriff gegen Pflegende umzusetzen, erhöht. Wenn der alte Mensch eine Kränkung zwar als bedrohlich erlebt, aber durch enge familiäre Bindung besänftigenden Zuspruch erfährt, werden seine aggressiven Impulse gehemmt, so dass er sie in einer Depression oder bei suizidalen Neigungen gegen sich selbst richten kann. Suizidale Absichten erleben Pflegende oft auch als Bedrohung, wenn sie zur Verantwortung gezogen werden.

Angst haben besonders psychisch veränderte alte Menschen. Wer Angst hat, kann fliehen oder angreifen. Wovor haben alte Menschen Angst?

- verlassen zu werden und zu vereinsamen
- weitere Fähigkeiten zu verlieren, noch mehr zu versagen, abgewertet und gekränkt zu werden, sich schämen zu müssen oder gar zum Gespött anderer zu werden
- pflegebedürftig, hilflos zu werden, ausgeliefert zu sein und anderen zur Last zu fallen, allein sterben zu müssen, nach der Beerdigung bald vergessen zu werden. Todesängste führen zu einem aggressiven Sichaufbäumen gegen das Sterben.

Wenn ein alter Mensch schon früher bei Angst wütend wurde und dann Zuwendung, wenn auch negative erhielt, wird er immer wieder aggressiv reagieren, um sich Zuwendung oder Respekt zu verschaffen, d. h. er wird öfter Angst durch Aggression abbauen. Andere lehnen den aggressiven Mitbewohner ab, so dass er sich wieder bedroht fühlt und seine Angst verstärkt wird, die er erneut mit Aggression abzuwehren versuchen wird. Der Teufelskreis der angstmotivierten Aggression schließt sich.

Perspektivelosigkeit im Alter (z. B. «Dieses Heim kann ich nur noch als Verstorbener verlassen.») und Verzweiflung («Es hat alles keinen Sinn mehr, ich falle Euch nur zur Last.») können Aggressionen gegen andere und Selbstaggression in Depression fördern. «Aus Wut und Verzweiflung schlug meine Mutter.» (Hirsch/Fussek, 1999).

Hilflosigkeit kann Heimbewohner depressiv oder aggressiv machen, aber auch Zuwendung und überfürsorgliche Pflege erzwingen (Meyer, 1998).

Trauer geht oft mit Wut einher. Alte Menschen trauern über die vielen Verluste und identifizieren sich mit dem Angreifer oder suchen aggressiv nach dem Schuldigen. Wenn sie Trauer nicht mehr bewältigen können, werden sie depressiv.

Neid auf andere Bewohner und Eifersucht können aggressiv machen, wenn z. B. ein alter Heimbewohner eine andere Frau vorzieht. Manch alte Frau wird neidisch auf die Schönheit jüngerer Pflegerinnen.

Welche Motive hat der Kranke, was will er erreichen? Welche Ziele oder Absichten verfolgt er, wozu, wofür wird er so aggressiv?

- Will er mehr Zuwendung, wenn auch negative erzwingen?
- Will er Aufmerksamkeit anderer auf sich lenken? Will er sein verletztes Selbstwertgefühl wieder herstellen?
- Will er Macht demonstrieren, die er vielleicht früher hatte? Ein bisher dominanter Bewohner wird sich noch aggressiv durchzusetzen versuchen, wenn er dement geworden ist.

Die Aggressionsmotivation verrechnet je nach Situation Gefühle wie Eifersucht, Wut, Zorn oder Hass und Überlegungen wie: Wer hat böse Absichten und verdient Gewaltanwendung? Ist Gewalt moralisch zu rechtfertigen (Werthaltungen)? Vorbilder und Erwartungen wie: Werde ich einen Widerstand überwinden können und Erfolg mit Gewaltanwendung haben und werden Zuschauer Beifall klatschen oder schweigen? Mit welchen Aggressionsmotiven alte Pflegebedürftige die Pflegenden bedrohen, ist nicht immer zu ergründen.

Patienten mit **Verfolgungswahn** können aus Angst versuchen, einen vermeintlichen Feind aggressiv abzuwehren.

Verwirrte alte Menschen erleben die Notwendigkeit, sich auf eine neue Umgebung oder immer wieder auf andere Pflegende umstellen zu müssen, als Stressfaktor; da demente Personen Trugwahrnehmungen entwickeln und Personen nicht mehr erkennen können, fühlen sie sich schnell bedroht und werden unruhig, ängstlich oder aggressiv. Die zunehmende Sprachstörung macht Demenzkranke hilflos, so dass sie sich nicht ausdrücken können und die Pflegenden nicht mehr verstehen. Missverständnisse und hilflose Wut verstärken sich gegenseitig zu aggressivem

Verhalten. Ein Verwirrter, der Geld oder Sachen verlegt, beschuldigt oft eine Pflegende, ihn bestohlen zu haben, und bedroht sie.

3. Interaktionelle Faktoren

Alte Menschen können gegenüber Angehörigen oder Pflegenden aggressiv werden:

- wenn sie sich ins Heim abgeschoben fühlen, selten Besuch bekommen oder vom Besuch enttäuscht werden
- wenn Angehörige oder Pflegende den Kranken bevormunden, beherrschen oder Zusagen nicht einhalten, sich nicht einfühlen, taktlos pflegen bei der vom Kranken empfundenen Diskrepanz zwischen körperlicher Nähe und psychischer Distanz
- wenn Pflegende die Angst des Bewohners vor Kränkung durch sein Versagen, vor Bloßgestelltwerden oder vor dem Sterben weder ernst nehmen noch auffangen
- wenn Pflegende seinen Bewegungsdrang behindern, Türen abschließen, den Bewohner fixieren und dadurch Angst, Halluzinationen oder Wahn fördern
- wenn einsame Bewohner Kontakt suchen und dabei Mitbewohner angreifen
- wenn Pflegende frustriert sind von der erfolglosen Endlospflege, überlastet oder unzufrieden sind und ausbrennen, hektisch pflegen oder ihre eigenen Konflikte mit Angehörigen oder mit Kollegen dem Kranken in die Schuhe schieben.

Aggressives Verhalten alter Menschen kann eine Reaktion sein auf:

- Aggressionen anderer, weil sie sich angegriffen fühlen
- Missverständnisse, weil sie sich nicht verstanden fühlen
- Nichtbeachten, Nichternstnehmen ihrer Bedürfnisse
- Verhaltensanweisungen, weil sie sich als unterdrückt erleben
- Mangel an Anerkennung, Aufmerksamkeit und Zuwendung
- Dunkelheit, die Angst, Halluzinationen und Wahn fördert
- Nichtwahrnehmen von Angst vor Beschämung oder vor dem Sterben
- Pflegende, die den Körper des alten Menschen enteignen, veröffentlichen, in als unangebracht empfundener Intimpflege seine Scham verletzen
- Pflegende, die den alten Menschen bevormunden, zwingen, schimpfen («verschwinden Sie, hier haben Sie nichts zu suchen!»), ihm weh tun
- Pflegende, die der alte Mensch um ihre jugendlichen Fähigkeiten beneidet
- einen Mitbewohner, der in das Zimmer eines anderen Bewohners eindringt, ihm Sachen oder den Sitzplatz wegnimmt im Sinne des Revierkonfliktes
- Antipathie der Pflegenden, die sich eine Übertragung nicht bewusst machen oder selbst unzufrieden und ausgebrannt sind.

Rivalität unter den Bewohnern, unter den Angehörigen und unter den Pflegenden kann interaktionelle Aggressionen verstärken. Übertragung kann aggressives Verhalten fördern, wenn z. B. eine Pflegende ähnlich aussieht oder sich gleich verhält wie die ins Heim einweisende Tochter, so dass alte familiäre Konflikte aktualisiert werden. Wenn ein Bewohner in seinem Sohn den Sündenbock für sein schlechtes Befinden sieht, dieser aber zu mächtig erscheint, kann er seine Aggression gegen einen Pflegenden *verschieben*.

Pflegende interpretieren das Verhalten eines Bewohners *fälschlicherweise* als aggressiv:

- wenn er seine Autonomie behauptet, sich überfordert fühlt, die Situation verkennt oder missversteht oder Angehörige meint
- wenn er sich selbst überschätzt, die Pflege als Bedrohung erlebt, wenn Fremde ihn ausziehen und im Intimbereich waschen oder berühren
- wenn der Bewohner Hilfe sucht, sich nicht verstanden, abgewiesen, frustriert fühlt, hilflos über seinen Selbstwertverlust trauert oder einen Schuldigen sucht.

Pflegende interpretieren die *Unruhe* einer dementen Person fälschlicherweise als Aggression:

- wenn sie Schmerzen hat und nicht ernst genommen wird
- wenn sie durch Atemnot unruhig wird
- wenn sie aus Angst vermeintliche Feinde angreift
- wenn sie für ihren Ärger nicht mehr die passenden Worte findet
- wenn sie Hunger oder Durst hat, ohne Wünsche äußern zu können
- wenn sie Harn- oder Stuhldrang hat und die Toilette nicht mehr findet
- wenn sie bei Bewegungsdrang bestimmte Räume nicht betreten darf oder fixiert ist
- wenn sie infolge Neuroleptika-Einnahme unter einer Sitz- und Stehunruhe leidet.

Abbildung 2-1 fasst die Aggressionsursachen bei Heimbewohnern zusammen.

Pflegediagnose

Die Pflegediagnose beschreibt nicht nur die vermuteten Krankheitsursachen, sondern die Gefahr der Gewalttätigkeit, das Risiko, dass der Kranke einem anderen körperlichen oder emotionalen Schaden zufügen könnte.

Aggressionsursachen		
strukturelle:	in der Person des Bewohners:	in der Interaktion
– Umgebung	– körperliche: Hirnschädigung,	– mit Angehörigen
– 3-s-Pflege	Erkrankungen, Medikamente	– mit fehlinterpretierenden
	– geschichtliche und biografische	Pflegenden
	– psychische: Kränkung, Angst, Trauer,	– mit Mitbewohnern
	Neid, Motive, Wahn, Demenz	

Abbildung 2-1: Aggressionsursachen bei Heimbewohnern

Mit der **Broset-Gewalt-Checkliste** ist das Gewaltrisiko kurzfristig einzuschätzen:

Sechs Verhaltensweisen werden mit «1» bewertet, wenn sie seit der letzten Einschätzung in 24 Stunden vor dem Gewaltereignis beobachtet wurden, und mit «0», wenn sie nicht beobachtet wurden. Die Einschätzung erfolgt zweimal täglich:

- verwirrt in Bezug auf Zeit und Ort, erkennt Personen und Situationen nicht
- reizbar: ist schnell verärgert, wütend, toleriert nicht die Anwesenheit anderer
- lärmig: ist übermäßig laut, verursacht Krach, schreit, schlägt Türen
- körperliche Drohgebärden: nimmt aggressive Körperhaltung ein, reißt an der Kleidung anderer, ballt die Faust, hebt Arm oder Bein
- verbale Drohgebärden: beabsichtigt, andere zu verängstigen, einzuschüchtern; beschimpft, äußert neutrale Kommentare knurrend aggressiv
- Angriff auf Gegenstände: Zuschlagen, Zerschlagen von Fenstern, Möbeln; Treten.

Bewertung: 1 bis 2 Punkte bedeuten mäßiges Risiko, über 3 Punkte hohes Risiko, so dass präventive Maßnahmen erforderlich werden. Das tatsächliche Risiko kann überschätzt werden, so dass z. B. nicht ohne Diskussion fixiert werden darf.

Pflegeplanung mit Pflegezielen

Welche Pflegeziele haben Pflegende, die sich von alten Menschen bedroht fühlen?

Möglichst keine Gewalt anzuwenden und nicht zu fixieren, respektvoll zu kommunizieren und aggressive Gefühle auszusprechen; das zu unterbinden kann kein Pflegeziel sein. Impulskontrolle und Frustrationstoleranz bei Kranken und Pflegenden zu steigern, Überforderung und Überstimulation zu meiden und zu entspannen, Stationsregeln transparent zu machen, nötige Zwangsmaßnahmen zu begründen und Verletzungen auf jeden Fall zu verhindern, im Team Grenzen der Belastbarkeit zu erkennen, Spielräume zu erweitern, nicht aggressive Reaktionen zu vermitteln, sind Pflegeziele.

Pflegemaßnahmen
Notwehr

Wie wehren sich Pflegende, wenn sie Opfer von Patienten-Übergriffen werden? Sie können sich und den Patienten schützen, eine Sicherheitsdistanz einhalten, fliehen oder den Angreifer festhalten. Die Pflegenden können um Hilfe schreien (leise Opfer werden heftiger angegriffen) und nach der Bezugsperson rufen. Sie können Ruhe bewahren und den Täter entwaffnen, d. h. Messer, Gabel, Scheren, Stifte oder Flaschen wegnehmen. Sie können die Mimik, die Gestik und die Pupillen des Täters beobachten. Je weiter die Pupillen sind, umso gefährlicher ist er.

Verteidigung aus Notwehr bleibt straffrei (§ 32 StGB), wenn:

- ein Angriff des Bewohners unmittelbar vorausgeht
- die Gefahr gegenwärtig ist, d. h. Wiederholung droht bei unberechenbaren Tätern; ein einmaliger Tritt z. B. ist beendet.

- der Angriff rechtswidrig ist, z. B. eine kränkende Beleidigung
- zur Angriffsabwehr Notwehr erforderlich, ja geboten ist. (Zu den rechtlichen Aspekten der Gewalt s. Kap. 9.)

Was sollten Pflegende im Notfall vermeiden? Sie sollten den Täter nicht anschreien und nicht mit Strafe drohen, sonst kann die Gewalt eskalieren. Pflegende sollten nicht mit bedrohlichen Gebärden Übermacht oder Überlegenheit demonstrieren und den Angreifer nicht in die Ecke drängen; sie sollten den Täter nicht moralisch abwerten, demütigen, ausschimpfen oder ihm Vorwürfe machen und sein aggressives Handeln nicht mit mehr Zuwendung belohnen.

Wenn Pflegende die Aggression des Bewohners als Energie zu seiner Bedürfnisbefriedigung blockieren, kann sich die Angst des Bewohners zu Ärger, Wut und bis zum tätlichen Angriff steigern. Wenn Pflegende am Erregungshöhepunkt des Täters, d. h. wenn seine Selbststeuerung versagt, eingreifen, kann Gewalt eskalieren. Aggression verläuft als Welle und klingt von selbst ab, so dass die Wut abflaut, sein Ärger nachlässt und einige von ihnen Schuldgefühle entwickeln.

Umgang mit Tätern nach einem tätlichen Angriff

Pflegende können als vertraute Bezugsperson den Angreifer wertschätzend beruhigen, freundlich, humorvoll mit ihm reden, aber konsequent bleiben, bedrohliche Gebärden und Vorwürfe meiden. Pflegende können eine Beziehung aufbauen, die Hände öffnen («Was möchten Sie?»), Blickkontakt halten, zuhören, sich in seinen Zorn einfühlen, sachlich auf seinen Frust eingehen. Pflegende sollten alte Patienten als Person ernst nehmen, wenn sie ihre Aggressivität nicht mehr kontrollieren oder bremsen können, weil sie krank oder nicht absichtlich aggressiv sind; sie können den Angreifer ermutigen, Angst, Ärger, Wut und Scham auszusprechen und sich in diese Gefühle einfühlen, sie aus seiner Biografie oder aus seinem jetzigen Konflikt zu verstehen versuchen. Pflegende sollten Bedürfnisse und Gefühle wie Ängste und Sehnsüchte hinter Gesten und scheinbar unsinnigem Verhalten erkennen und befriedigen; sie sollten den Täter akzeptieren und respektieren, nicht die Tat. Pflegende sollten den Ärger des Bewohners anders bewerten, vielleicht war es nicht so gemeint; sie sollten den Angriff nicht persönlich nehmen, die Tat gilt ihnen meist nicht als Person, sondern ihrer Funktion oder Rolle. Pflegende sollten die Einstellung ändern und deeskalieren, d. h. einen Machtkampf vermeiden. Sie können die Wut als Energie umlenken, Aufgaben übernehmen, sich helfen und für andere etwas tun lassen. Sie können den Täter beschäftigen, sinnvoll aktivieren, ablenken, zu konstruktivem Handeln ermutigen und positive Taten loben.

Pflegende können kurz nachgeben, aber langfristig klare Grenzen setzen. Sie können Rückzug oder Raumwechsel anbieten und mit Musik entspannen. Pflegende können Belohnung z. B. Zuwendung oder Privilegien entziehen, statt zu strafen, d. h. aggressives Verhalten ignorieren und andere dazu anhalten, nicht aggressive Handlungsalternativen zu loben und eine Belohnung auszuhandeln. Sie können dem Angreifer milde und gütig begegnen, ihn umarmen; dann kann er anfangen, bitterlich zu weinen, weil es ihm leid tut; sie können dem Täter das Triumphgefühl nehmen, an ihn unter vier Augen appellieren, sich in das Opfer einzufühlen und seine Tat wiedergutzumachen.

Pflegende können Dritte bitten, sich als Zeugen nicht einzumischen, wenn sich zwei alte Menschen streiten, weil sie dann Partei ergreifen und Rache provozieren; sie sollten aber das Opfer gegen tätliche Angriffe schützen; sie können Zuschauer wegschicken; Zeugen sollten laut um Hilfe schreien, um den Täter zu verunsichern. Pflegende sollten Heim- und Pflegedienstleiter, Angehörige, andere Mitarbeiter und Betreuer über den Vorfall informieren; sie sollten Verwirrte nicht narrenfrei erklären, ihnen auch Verantwortung und Aufgaben zutrauen; sie sollten sich langsam, ruhig dem Kranken nähern, besonders bei Sehbehinderten und bei der Intimpflege. Sie vermitteln Kontakte zu Ehrenamtlichen und führen Supervision ein.

Begründung einer Fixierung oder Zwangsweinweisung

Pflegende sollten Fixierung oder Zwangseinweisung nur veranlassen bei Selbst- (Suizidgefahr) und Fremdgefährdung, wenn Gesundheit oder Leben bedroht sind, denn diese Zwangsmaßnahmen grenzen aus, vgl. Kapitel 9, Rechtliche Aspekte.

Änderung der Rahmenbedingungen

Pflegende können die Umgebung verändern, Bewegungsfreiheit erweitern, dass der Bewohner möglichst alle Räume betreten darf, Türen offen halten, für bessere Beleuchtung (über 500 Lux) gegen Halluzinationen, Tageslicht und Lichtduschen statt Körperduschen sorgen, laute Geräusche (z. B. Schreien) und unangenehme Gerüche verhindern.

Schulung

Pflegende können im kontrollierten Umgang mit Festhalte-, Befreiungs- und Deeskalationstechniken trainiert werden, was bisher nur selten geschieht. Sie können in Fortbildungen alternative Reaktionen lernen, weil sie Vorbild sind für andere Mitarbeiter; sie sollten in Supervision eigene Aggressionen klären. Pflegende müssen Gewalt dokumentieren z. B. mit der in **Tabelle 2-1** auf S. 44 dargestellten Cohen-Mansfield Agitation Inventory.

Medikamente gegen Aggressionen

Im Notfall sollten bei dementen Personen zuerst Schmerzmittel versucht werden, wenn die nicht ausreichend helfen, Antidementiva: im Früh- und mittleren Stadium Aricept oder Reminyl, im Spätstadium Ebixa oder Axura. Bei unzureichender Wirkung ist Risperdal-Quicklet (Schmelztablette) das Mittel der Wahl in einer Dosis von 0,5 mg (Hausmann, 2005). Risperdal wirkt besser gegen Aggression als Melperon oder Haldol und hat weniger Nebenwirkungen.

Zusätzlich kann Magnesium als Brausetablette gegeben werden, bei Sucht hat sich Clomethiazol = Distraneurin bewährt; es darf nie über mehrere Tage gegeben werden, weil es schnell abhängig macht. Mehr als 2 Kapseln dämpfen die Atmung

Tabelle 2-1: Dokumentationshilfe nach der Cohen-Mansfield Agitation Inventory (Quelle: Cohen-Mansfield, 1996)

Bewohner verhielt sich in den letzten zwei Wochen						
nie	weniger als einmal wöchentlich	ein- bis zweimal wöchentlich	mehrmals wöchentlich	ein- bis zweimal täglich	mehrmals täglich	mehrmals in der Stunde
nicht aggressiv				**aggressiv**		
			verbal			
Patient klagt ist negativ eingestellt fragt wiederholt sucht ständig nach Hilfe ist nicht beeinflussbar				passiv: schweigt oder macht aktiv ungewöhnliche Geräusche oder sexuell anzügliche Bemerkungen flucht schreit		
			physisch			
Patient klopft, klatscht zieht sich unangemessen an/aus isst/trinkt Ungeeignetes hantiert unangemessen betritt verwirrt fremde Räume gefährdet sich durch Weglaufen lässt sich absichtlich fallen ist aufdringlich unruhig sammelt aus fremden Zimmern				versucht sexuelle Annäherung verletzt sich oder andere wirft Gegenstände zerreißt/zerstört Eigentum kratzt, kneift fasst mit schmutziger Hand an bespuckt stößt, tritt, beißt schlägt		

und vermehren Bronchialschleim mit Hustenreiz und Atemnot bis zur Pneumonie.

Pflanzliche frei verkäufliche Mittel wie Baldrian, Hopfen, Melisse dürfen im Notfall auch ohne ärztliche Verordnung eingesetzt werden, sind aber zu dokumentieren.

Zur Gewaltvorbeugung werden das Antidepressivum Citalopram und Beta-Blocker empfohlen. Letztere sind aber bei niedrigem Blutdruck, langsamem Puls und Asthma kontraindiziert. Carbamazepin (Tegretal) kann bei gleichzeitiger Neigung zu Krampfanfällen z. B. bei fortgeschrittenem Alzheimer verordnet werden.

Indikationen für medikamentöse Gewaltvorbeugung sind: Gestörte Impulskontrolle, also hirnorganisch nicht steuerbare aggressive Handlungsdurchbrüche, die beim geringsten Anlass scheinbar unberechenbar auftreten und sich gegen jeden richten, der dem alten Menschen in die Quere kommt. Aggressive Handlungen gegen andere in einer manischen Episode erfordern Lithium.

Unmittelbare Gefahr der Selbstschädigung oder des Suizids bei schweren Depressionen wird der Psychiater mit einem beruhigenden Antidepressivum, z. B. Mirtazapin und Risperdal und bei panischer Angst mit Tavor-Expidet behandeln.

Keine Indikationen für medikamentöse Dämpfung oder Dauerbehandlung sind:

- eine einmalige aggressive Handlung
- nicht beabsichtigte, fahrlässige Handlungen
- geäußerte aggressive Gefühle wie Ekel, Wut, Groll, Zorn oder Hass
- verbale aggressive Äußerungen wie Schimpfen, Beleidigungen usw.
- der Wunsch anderer Bewohner oder der Pflegenden nach Ruhe.

Psychopharmaka sind nur ein Teil der Behandlung von Aggressivität. Wichtiger sind Grundhaltungen wie einfühlendes Verstehen, Wertschätzen, Echtheit und psychosoziale Maßnahmen wie Aktivierung, Arbeit mit Angehörigen, Umgebungsveränderung.

Pflege-Evaluation

Pflegende bitten das Team zur Nachbesprechung in offener, wertschätzender und respektvoller Atmosphäre. Sie versuchen, alle Beteiligten emotional zu entlasten. Sie klären und reflektieren Missverständnisse, Aggressions-Auslöser, Motive, Situationen, die das Fass zum Überlaufen brachten, sowie rechtliche Aspekte. Pflegende vermeiden Verharmlosung, aber auch Überdramatisierung. Sie klären, ob eine Fixierung nötig war oder ob eine Deeskalation versucht wurde. Sie reflektieren, wie sie die Aggression gefördert haben könnten, ob das Team einig war, konsequent genug reagiert hat oder zu starr organisiert ist und die tatsächliche Gefahr nicht wahrgenommen hat (Ketelsen et al., 2004).

Pflegende sollten zur Evaluation in der Nachbesprechung folgende Fragen klären:

- Wie ist die Gewalt zu erklären? Durch Schmerzen, Angst oder Kränkung?
- Wie wird der Täter in Zukunft reagieren? Kann er Wut aussprechen, seine aggressiven Impulse steuern? Holt er Hilfe? Hat er ein Unrechtsbewusstsein?
- Wie geht es dem Angreifer jetzt? Was wollte er erreichen? Welche Beziehung hatte er zum Opfer? Haben Pflegende seine Schmerzen ernst genommen?
- Haben sie seine Aggression provoziert, weil sie ihm unabsichtlich Schmerzen zugefügt oder sein Schamgefühl verletzt haben? Weil sie ihn überfordert, vergessen oder in der Bewegung behindert haben? Weil sie ihn hektisch bedrängt haben, weil sie selbst unter Druck standen oder erschöpft sind?
- Wie verhielten sich Dritte oder Zuschauer?
- Wie fühlt sich das Opfer? Braucht es Hilfe? Galt der Übergriff der beruflichen Funktion und nicht der Person des Opfers?
- Welche Zuspitzungsfaktoren hätten sich vermeiden lassen?
- Handeln Pflegende bei aufkommender Spannung wie in **Tabelle 2-2** auf S. 46 beschrieben?
- Wie verhindern sie eine zukünftige Eskalation, welche Maßnahmen realisieren sie?
- Beachten und befriedigen Pflegende eigene Bedürfnisse und die der Kranken?

Tabelle 2-2: Handeln bei aufkommender Spannung, Quelle: Sauter/Abderhalden, 2004

Maßnahme	Beispiel
handelnde Person festlegen	Ein Vertreter des anderen Geschlechts oder eine Vertrauensperson oder ein Unbefangener geht auf den Angreifer zu.
abgrenzen	Bedürfnis nach Abgrenzung ist wichtiger als Nähe, möglichst einen Schritt zurückgehen, Täter nicht in die Enge treiben.
verhandlungsbereit	Wahlmöglichkeit lassen
Alternativen anbieten	körperliche Anstrengungen oder Rückzug ins Bett oder freiwillige Fixierung anbieten, Konfliktpartner trennen, an sicheren Ort begeben, wo der Täter Dampf ablassen kann
auf Gefühlsäußerungen achten	mit Einfühlung und Autorität auftreten, nicht provozierend Macht demonstrieren, nicht herabwürdigen, sondern ernst nehmen
Gesprächsstil	verbindlich und eindeutig das Wichtigste sagen; geschlossene Ja-Nein-Fragen überfordern weniger als offene; überprüfen, ob er mich versteht, und rückmelden, was man versteht.
Gesprächsinhalte	Leidensdruck ansprechen, auf sofort lösbare Themen begrenzen, nicht mit ungeliebten Themen konfrontieren
Reizabminderung	in ruhigen Raum gehen, erregte Mitpatienten herausbitten, Radio abstellen
Kontaktpause	Absprache für «Waffenstillstand» treffen, Wiederannäherung nur möglich, wenn beide Parteien Kontaktregelung einhalten

Ernstnehmen zukünftiger Drohungen

Gefährlich ist nach Breakwell (1998), wer:

- feindselig, ängstlich gereizt sich zurückzieht, aufgeregt, angespannt die Faust ballt oder durch Alkohol enthemmt reagiert
- überempfindlich auf Kritik oder Vorschläge reagiert, sich gekränkt, bedroht fühlt, Gefühle nicht ausdrücken kann (wie Demenzkranke), zu Ausbrüchen neigt
- kaum ansprechbar jeden Kontakt vermeidet
- die Pflegenden als Bedrohung betrachtet und ihnen Angst macht
- der Pflegenden zu nahe kommt, sie hartnäckig anstarrt oder den Blick meidet
- schon einmal angegriffen hat
- schimpft, mit Worten, Gesten oder Körperhaltung mit Gewalt droht
- Sachen beschädigt oder gefährliche Gegenstände benutzt
- Beifall von anderen erwartet.

Wie erkennen Pflegende drohende Gewalt?

Die geballte Faust oder angespannte Haltung, d. h. Handgreiflichkeit ist eher zu erkennen als seelische Grausamkeit. Hinweise gibt die Mimik des Täters: der böse Blick, der fixierende oder durchdringende Blick von oben, von der Seite oder der abwendende Blick. Der Volksmund sagt: «wenn Blicke töten könnten». Das Gesicht ist finster oder verkrampft. Das bleiche Gesicht lässt den Wutausbruch weniger vermuten als ein rotes Gesicht. Die Nase erscheint gerümpft. Der Täter zeigt die Zähne oder presst die Lippen zusammen.

Verlassen sich Pflegende auf ihre Intuition, wenn sie sich unbehaglich, beklommen, verwundert fühlen und im Bauch Gewalt ahnen oder wenn sie misstrauisch oder besorgt sind oder Angst bekommen? Rechnen Pflegende mit unvorhersehbaren Ausbrüchen des alten Patienten, auch wenn er aggressive Absichten verleugnet? Sind sie allein ohne Hilfe, ist ein Fluchtweg offen und können sie Alarm schlagen?

Wie reagieren Pflegende bei aufkommender Spannung?

- Nehmen sie jede Gewaltdrohung ernst?
- Handeln sie sofort, trennen sie tätlich Kämpfende?
- Holen sie Unterstützung durch die Bezugsperson, z. B. eine Frau, wenn ein Mann angreift oder einen Mann, wenn eine Frau angreift?
- Setzen Pflegende klare Grenzen? Ermöglichen sie eine Abgrenzung?
- Lassen sie den Täter ausreichend bewegen, ohne ihn in die Ecke zu drängen?
- Bieten Pflegende Alternativen, wie: sich körperlich anzustrengen, sich zurückzuziehen oder in einem ruhigen Raum Dampf abzulassen?
- Bitten sie Mitbewohner aus dem Raum?
- Stellen sie das Radio ab?
- Sprechen Pflegende den Leidensdruck des Bewohners an und klären sie, ob das Problem sofort lösbar ist?

Mögliche Eskalation in einer Gewaltspirale:

- Es fängt oft mit einem Meinungskampf an, wenn einer übertrieben laut spricht.
- Ein Konfliktpartner übt Druck aus, stellt ein Ultimatum, verweigert Kompromisse.
- Er bricht Kommunikationsregeln, lässt den anderen nicht ausreden, ist mit Worten nicht mehr erreichbar, entwertet oder beschimpft den anderen.
- Er hält Abmachungen nicht mehr ein, schafft vollendete Tatsachen.
- Ein Konfliktpartner droht, schüchtert ein oder beschädigt Sachen.
- Einer wird tätlich, schubst, verletzt den Körper, tritt oder schlägt.
- Er greift zu Waffen.

Wie können Pflegende aggressive Eskalation verhindern?

- mit Gesprächskultur: «Ich»-Aussagen erweichen Verhärtungen.
- mit Beratung, die Gesichtsverlust verhindern kann
- mit Mediation, die Kompromisse bei Drohungen vermittelt und ermöglicht, dass die Konfliktpartner wieder ohne Vorwürfe miteinander reden können
- mit einem Schiedsverfahren, das Auswege findet
- mit einer Machtinstanz, die Vernichtungsschläge verhindern muss.

Ziel ist eine Win-win-Kultur mit niederlageloser Konfliktlösung (Gordon, 1985).

Wie können Pflegende mit eigenen aggressiven Gefühlen gegen Bewohner umgehen? Pflegende fragen sich:

- In welchen Situationen entwickle ich aggressive Gefühle?
- Kläre ich die Beziehung zum Kranken und eventuelle Übertragungen in einer Supervision?
- Fühle ich mich dem Bewohner nicht gewachsen, hilflos?
- Verstehe ich sein Verhalten aus seiner Krankheit?
- Bitte ich das Team um Rückmeldung und Unterstützung oder einen anderen Mitarbeiter, die Pflege zu übernehmen?
- Spiegeln wir uns gegenseitig unser Verhalten? Spreche ich im Team Gefühle an?

Der Pflegeprozess im Umgang mit aggressiven Pflegebedürftigen umfasst:

- Das Pflege-Assessment, das die Aggressionsfaktoren klärt
  a) in der strukturellen Gewalt gegen Pflegebedürftige
  b) in der Person des Pflegebedürftigen wie in körperlichen Faktoren (Hirnschädigung, innere Erkrankungen, Medikamente), in bio-psychosozialen Wechselwirkungen mit geschichtlichen und biografischen Einflüssen und in psychischen Hintergründen wie Kränkung des Selbstwertgefühls, Angst, Perspektivelosigkeit, Trauer, Neid, Motive und Verfolgungswahn, Verwirrtheit
  c) in interaktionellen Faktoren wie Fehlinterpretationen der Pflegenden.

Die Pflegediagnose schätzt die Gewaltgefahr ein. Die Pflegeplanung hat das Pflegeziel, möglichst keine Gewalt anzuwenden. Maßnahmen sind Notwehr und Umgang mit dem Täter nach einem tätlichen Angriff mit Begründung einer Fixierung, Änderung der Rahmenbedingungen, Einsatz von Medikamenten und Schulung. Die Evaluation im Team reflektiert Aggressionsauslöser, zukünftige Bedrohungen und mögliche Gewalteskalation.

2.2.2
Bedrohung der Pflegenden durch sexuelle Belästigung

In der Pflege werden meist Pflegerinnen von alten Männern sexuell belästigt, seltener auch Pfleger von alten Frauen. Die Grundsätze für den Umgang gelten für beide Belästigungen.

Sexuelle Belästigung durch alte Männer

Die meisten Pflegerinnen empfinden sexuelle Belästigung durch alte Männer als Bedrohung, wenn:

- ein alter Mann anzügliche Bemerkungen macht und sich an ihrer Verlegenheit erregt

- er sie begrabscht, ungebührlich berührt oder den Busen anfasst
- er beim Baden oder Einreiben mit einer Erektion reagiert und sagt: «Wollen wir mal eben…?»
- er Wünsche auf die Pflegerin projiziert und sie zu Sexualität auffordert: «Du bist doch meine Frau.»
- er sich entblößt, reizt oder sich in ihrer Gegenwart selbst befriedigt
- er sie benutzt, ihn zu stimulieren, d. h. sie zum Lustobjekt erniedrigt
- er im Eifersuchtswahn (z. B. bei Alkoholismus) mit Vergewaltigung droht. (Sexuelle Nötigung ist nach § 177 StGB strafbar.)

Wenn er der Pflegerin einen Klaps auf den Po gibt, muss es nicht eine Belästigung sein, das hängt von ihrer Deutung und seiner Absicht ab. Es ist keine Belästigung, wenn der alte Mann nachts im Traum oder morgens bei voller Blase eine Erektion hat.

Entwicklung sexueller Gewalt

- Innerpsychische Faktoren: Wenn dieser alte Mann als Kind misshandelt und emotional vernachlässigt wurde, fühlt er sich wertlos und lernt, Sexualität zur Machtbestätigung zu missbrauchen, d. h. er will seine traditionelle Macht demonstrieren. Demente alte Männer drücken ihre emotionale Not aus, weil Sexualität in einigen Heimen noch unterdrückt oder tabuisiert ist. Verwirrte verkennen die Realität und die Normen: Aus Freude über die positive Beziehung zur Pflegerin deuten sie die Intimpflege (Reinigen des Penis mit Zurückziehen der Vorhaut) als sexuelle Annäherung fehl. Einige demente Männer reagieren enthemmt, wenn durch Stirnhirnschädigung die Impulskontrolle gestört ist oder sie mit Piracetam oder Axura behandelt werden.
- Interaktionelle Faktoren: In der Sehnsucht nach Nähe reagieren alte Männer auf die Berührungen einfühlsamer Pflegerinnen.
- Kontextfaktoren: Alkohol enthemmt, durchsichtige Kittel der Pflegerinnen können sexuell erregen.
- Soziokulturelle Faktoren: Die heute alten Menschen erlebten noch eine triebfeindliche Erziehung mit der Behauptung, dass der männliche Trieb unkontrollierbar sei.

Folgen sexueller Belästigung

Pflegerinnen werten alte Männer als «Lustgreise» mit Blicken ab, ihre Angst macht Intimpflege peinlich, abstoßend und ekelig, weil Sexualität nicht in die Pflege gehöre. Sie brennen aus, weil sie sich in ihrer Menschenwürde verletzt fühlen. Die abgewerteten Männer fühlen sich gekränkt und werden aggressiv.

Belästigung von Pflegern durch alte Frauen

Eine alte Frau glaubt noch, Verführungsmacht zu haben, wenn sie sich in den jungen Mann verliebt, wenn sie Anzüglichkeiten äußert, sich aufreizend kleidet oder entkleidet, einen Liebeswahn entwickelt, sexuelle Stimulation bei der Intimpflege wünscht, stöhnt: «Mach weiter so, bitte zarter, ich bin noch nicht soweit.» Wenn sie beim Po-Abputzen den Pfleger zum Lustobjekt erniedrigt: «Du machst es sanft.» Diabetikerinnen mit genitalem Juckreiz bei Pilzinfektion wünschen manchmal, von einem jungen Pfleger eingecremt zu werden.

Umgang mit sexueller Belästigung

- Pflegende sollten ruhig, gelassen bleiben und aggressive Überreaktionen vermeiden.
- Sie setzen unmissverständlich Grenzen, wehren sich und ziehen bei jeder Pflege Handschuhe an.
- Sie weisen Anspielungen sachlich zurück, z. B.: «Ich bin verheiratet.»
- Sie wehren aktiv ab, schieben die belästigende Hand weg, ohne zu schlagen.
- Sie tauschen sich offen im Team aus und klären Bedürfnisse des Täters.
- Sie reflektieren die eigene Einstellung, eigene Gefühle, Angst und Scham.
- Sie bitten Kollegen um Hilfe und besprechen, wie andere mit Belästigungen umgehen.
- Sie suchen eine konkrete Lösung, die jeder akzeptieren kann. Bei Wiederholung übernimmt ein Pfleger die Pflege, und der Betreuer wird informiert.
- Sie klären, ob dieser Mann die Intimpflege selbst durchführen kann.
- Sie beziehen Angehörige in die Pflege ein, die gewalthaltige Pornohefte verweigern.
- Pflegerinnen meiden Reizauslöser (durchsichtige Kittel), bereiten andere Mitarbeiter auf eine mögliche Belästigung vor und sorgen für helle Beleuchtung (Krahe/Schönberger-Olwig, 2002).

Vorbeugung gegen sexuelle Gewalt

Pflegende können alte Männer, solange sie noch nicht dement sind, informieren, um deren Einstellung zu ändern, die Vergewaltigungsbereitschaft abzubauen, sich in das Opfer einzufühlen, Erregung kontrollieren zu lernen und Alkohol als Risikofaktor zu meiden. Pflegerinnen sollten eindeutig kommunizieren und sich früh zu wehren lernen.

> In Heimen können Pflegerinnen durch alte Männer und Pfleger durch alte Frauen sexuell belästigt werden, besonders wenn diese dement sind und Männer Macht ausüben wollen. Pflegende sollten unmissverständlich Grenzen setzen.

2.2.3
Bedrohung durch Selbstschädigung der Kranken

Pflegende können sich bedroht fühlen durch selbstschädigendes Verhalten wie Verwahrlosung, Nahrungs- und Medikamentenverweigerung und durch Suizidandrohung.

Vermüllungssyndrom mit Selbstvernachlässigung

Ambulant Pflegende müssen bei Hausbesuchen bei verwahrlosten Menschen nicht nur Ekel, Abneigung und Widerwillen überwinden, sondern erleben, dass sie abgewiesen oder bedroht werden, wenn sie eine amtlich angeordnete Entrümpelung veranlassen.

Charakteristische Merkmale des Vermüllungs-Syndroms sind:

- Verwahrlosung der Wohnung: Sie ist schmutzig, stinkt nach Verdorbenem. Sie ist mit wertlosen Gegenständen nach einem Ordnungsschema vollgestellt oder lässt keine Ordnung mehr erkennen oder ist total unbewohnbar.
- schamlose Vernachlässigung der Körperpflege. Die Kranken fangen an zu riechen, nicht nur bei Inkontinenz, und entwickeln Ekzeme im Intimbereich durch Pilzbefall.
- Horten von Unrat, gekauften oder gesammelten Gegenständen; entlastet der Müll von seelischen Problemen?
- Nicht-sehen-Wollen und Nicht-Akzeptieren der offenkundigen Verwahrlosung
- sozialer Rückzug und Isolation
- Abwehr und Verweigerung von Hilfsangeboten
- Panikreaktionen bei Entmüllungsaktionen.

Etwa zwei Prozent der deutschen Bevölkerung leiden unter der Desorganisation im Alltag, Frauen häufig zwischen 40 und 50 und zwischen 70 und 80, Männer zwischen 30 und 50.

Begünstigende Faktoren des Vermüllungs-Syndroms sind:

- Alkohol- oder Benzodiazepinabhängigkeit
- chronische Depression bei Einsamkeit
- chronische Schizophrenie mit Wahn und Rückzug
- Zwangsstörungen mit Zwangshandlungen
- Demenz bei Alleinlebenden
- im Alter Anpassungsstörung nach Trauma durch Verlust des Lebenspartners oder durch erzwungene Berufsaufgabe: Müll als symbolischer Ersatz für Verluste.

Was können Pflegende tun, wenn sie abgewiesen und bedroht werden? Sie können den Sozialpsychiatrischen Dienst des Gesundheitsamtes benachrichtigen, der eine Zwangseinweisung wegen Fremdgefährdung (unzumutbare Belästigung der Nachbarn und Brandgefahr) veranlassen kann, um die Hintergründe zu verstehen und einen Neuanfang zu ermöglichen.

Selbsthilfegruppen der Messies (engl.: *mess* = Unordnung, Durcheinander) wie der Förderverein zur Erforschung des Messie-Syndroms (FEM) e. V. (http://www.femmessies.de) helfen, Ursachen zu klären und sich zu verändern (Dettmering/Pastenaci, 2001).

Nahrungs- und Medikamentenverweigerung

Warum verweigern alte pflegebedürftige Menschen die Nahrung?

- wenn sie Schmerzen im Mund haben (Druckgeschwür, bei Herpes, Soor oder Zahnabszess)
- wenn das Schlucken erschwert ist nach einem Schlaganfall, bei fortgeschrittener Demenz oder bei Dauerbehandlung mit Neuroleptika
- wenn Übelkeit belastet bei Gastritis, Infekten, Schmerzen, Gerüchen oder als Folge von Medikamenten.

Warum verweigern alte pflegebedürftige Menschen Medikamente?

- wenn sie bei Demenz Speisen oder Tabletten verwechseln, z. B. weil sie schlecht riechen oder sehen
- wenn sie sich bei schwerer Depression selbst erlösen wollen
- wenn sie bei Wahn Vergiftung fürchten
- wenn sie gegen die Umstände oder gegen die Pflegenden protestieren.

Verweigert der Kranke nur vorübergehend, isst er evtl. unbeobachtet? Einige Kranke wollen mit der Verweigerung Zuwendung erzwingen. Die Folgen längerer Nahrungsverweigerung sind stärkere Verwirrtheit, Sturz- und Dekubitusgefahr und völlige Widerstandslosigkeit bei Kachexie (Abmagerung).

Wie können Pflegende bei Nahrungsverweigerung helfen? Sie können die Ursachen klären und behandeln lassen, für Mundpflege und Bewegung sorgen. Bei Übelkeit können sie Lieblingsgetränke und -speisen anbieten, den Mund öfter spülen oder Metoclopramid verordnen lassen. Sie können Gewohnheiten beachten und dem Kranken geduldig zusprechen, mit anderen gemeinsam zu essen. Sie können die Nahrungsverweigerung für einige Tage akzeptieren, solange der Patient ausreichend nach einem Trinkplan trinkt. Wenn er den Mund zusammenpresst, sollten sie ihn weder nötigen noch zwingen. Pflegende müssen Betreuer, Arzt, Angehörige und Pflegedienstleiter informieren.

Pflegende fühlen sich oft machtlos im Dilemma zwischen Hilfeleistung und Respekt vor dem Willen des Patienten. Zu einer künstlichen Ernährung muss der Patient zustimmen; wenn er einwilligungsunfähig ist und eine Kachexie hat (BMI, Body Mass Index unter 16), muss das Vormundschaftsgericht die künstliche Ernährung genehmigen. Wenn der Patient in der Patientenverfügung oder Vorsorgevollmacht eine PEG ablehnt, ist das Anlegen einer PEG eine Körperverletzung. Die parenterale Ernährung mit zentralem Venenkatheter erfordert meist eine Fixierung.

Die Medikamenteneinnahme wird am häufigsten von Wahnkranken verweigert, seltener von Demenzkranken oder Depressiven. Bei Erregungszuständen mit Selbst- und Fremdgefährdung ist in der Gerontopsychiatrie eine Zwangsmedikation indiziert. Der Arzt muss die Zwangsmedikation gegen den Willen des Patienten schriftlich anordnen, und der Betreuer muss das Amtsgericht benachrichtigen. Für Ärzte und Pflegende ist sie eine Belastung, weil die Beziehung zum Patienten misslungen ist und der Anspruch, ohne Zwangsmaßnahmen auszukommen, nicht erfüllt wurde. Die Zwangsmedikation muss dokumentiert und im Team reflektiert werden.

Belastung der Pflegenden durch Suizidandrohung

Warum bringen sich alte Menschen häufiger als Jüngere um?

- weil sie einsam, d. h. allein übrig geblieben sind
- weil sie sich im Selbstwert gekränkt, nicht mehr gebraucht, nur noch als Last und wertlos fühlen
- weil Konflikte mit dem Partner oder den Kindern sie überfordern
- weil sie die Trauer über viele Verluste nicht mehr bewältigen können
- weil sie Glauben und Lebenssinn verloren haben
- weil sie mit unerträglichen Schmerzen immer pflegebedürftiger werden
- weil sie sich in ihrer Verzweiflung zur Selbsttötung aufgefordert fühlen.

Wie können Pflegende eine Suizidgefahr früh erkennen?

- aus der suizidalen Entwicklung: Von der Erwägung mit Suizidgedanken über die Abwägung in Ambivalenz mit Hilferufen oder direkter Ankündigung bis zum endgültigen Entschluss mit der Ruhe vor dem Sturm, die Pflegende oft nicht wahrnehmen
- aus dem präsuizidalen Syndrom nach Ringel: Situative, menschliche, dynamische Werteeinengung und Frust führen zu Aggressionsstau und -umkehr gegen sich selbst, oft mit Selbstvernichtungs-, Katastrophenfantasien und -träumen.
- aus suizidalen Risikofaktoren wie früheren Selbstschädigungen oder Suizidversuchen, Pflegebedürftigkeit, schweren Depressionen, Störungen der Impuls- und Aggressionskontrolle
- aus der Zugehörigkeit zu Risikogruppen: Alte vereinsamte Männer nach Verwitwung oder Pensionierung, Depressive oder Suchtkranke sind besonders gefährdet; bevorstehende Heimaufnahme stellt ein weiteres Risiko dar.
- aus der aktuellen Krise in einer zu engen Beziehung.

Pflegende kennen die Zeichen akuter Suizidgefahr. Der Bewohner/die Patientin:

- distanziert sich nicht von drängenden Suizid-Impulsen
- fühlt sich gekränkt, wirkt verletzt, hilf-, hoffnungs- und zukunftslos
- reagiert gereizt, aggressiv, tötet Impulse mit Tabletten ab
- löst Konflikte nicht oder endgültig: Suizid als Ausweg, gibt schnell auf
- ist schwer depressiv, psychotisch, süchtig oder hat starke Schmerzen
- machte schon früher Suizidversuche mit harter Methode, stürzt oft
- verschenkt seine/ihre Sachen, isoliert sich, bricht Kommunikation ab

- hat schwierige Auffindung arrangiert und Entdeckung verhindert
- kündigt den Suizid mit Abschiedsbrief an, plant und bereitet ihn vor.

Wie können Pflegende helfen?

Krisenintervention: Vertrauensperson

- erkennt Not, Angst, Rückzug, informiert Mitarbeiter, Angehörige und den Psychiater, der Einweisung prüft; überwacht Arzneinebenwirkungen
- nimmt sich Zeit, ist verlässlich präsent, unterbricht Schweigen
- baut Vertrauen und Beziehung auf: nimmt Drohung ernst, entlastet Gefühlsdruck, bietet sofort und regelmäßig Gespräche an, spricht Suizidgefahr offen und direkt mit folgenden Fragen an: «Drängen sich Suizidgedanken auf? Mit wem sprechen Sie darüber? Wie würden Sie es tun?» Je konkreter die Planung, umso gefährlicher.
- klärt den kränkenden Anlass, die Krise mit anderen, die sie einbezieht
- fragt nicht «warum?», sondern sucht Sinn des Suizids: Hilferuf? Ruhe? Erpressung?
- hofft stellvertretend, plant kurzfristig kleine, konkrete Veränderung mit dem, nicht für den Patienten, sucht Alternativen, lässt die Krise offen, hilft zu selbständiger Entscheidung
- motiviert, Störfaktoren und Grenzen zu akzeptieren, sich selbst zu helfen, Fremdhilfe anzunehmen und soziale Ressourcen zu erschließen
- lässt den Patienten mit Info- und Kontaktdichte nicht allein.

Psychiater verordnen *Tavor-Expidet* besonders bei ängstlich-agitierten Patienten, *Lithium* und ein *Antidepressivum* bei Depression, *Risperdal-Quicklet* nur bei Wahn und veranlassen Zwangseinweisung nach dem Psychisch Kranken-Gesetz (Psych-KG):

- bei wiederholtem Suizidversuch wegen Selbstgefährdung
- bei Drohung mit erweitertem Suizid wegen Fremdgefährdung
- bei Aggressions-Umkehr, steinerner Ruhe bei Psychose mit Wahn
- wenn Bezugsperson und Krisenintervention fehlen und der Gefährdete glaubt, Suizidimpulsen nicht widerstehen zu können.

Zwangsmaßnahmen können Suizidalität fördern und sind nur indiziert, wenn kontinuierliche Überwachung nicht gewährleistet ist (Steinert, 2004).

Für welche Versorgungsmöglichkeiten können sich Pflegende einsetzen?

- ambulant: Helfen Angehörige, Freunde? Ehe-, Familien-, Sucht-Beratungsstelle, Hausarzt oder Psychotherapeut?
- stationär: Ist Entgiftung nach Suizidversuch mit Tabletten nötig, eventuell Zwangseinweisung?

- Nachsorge mit Laienhelfern und in Selbsthilfegruppen
- Selbsthilfe: TS (Telefonseelsorge): 0800-1110111 oder 0800-1110222 und E-Mail: beratung@telefonseelsorge.de, clips-psychiatry@mail.uni-wuerzburg.de

Warum fühlen sich Helfer durch suizidgefährdete Menschen bedroht? Sie stehen unter Druck, sofort helfen zu müssen, manchmal werden sie ärgerlich, wenn sie sich von dem Gefährdeten manipuliert oder abgelehnt fühlen. Wut gegen Gefährdete zu äußern, ist nicht unprofessionell!

Einige Helfer reagieren ambivalent: Wollen sie den Patienten bemuttern oder ihn mit Verlegen loswerden? Pflegende haben Angst vor der Betreuung Suizidgefährdeter, Angst, etwas falsch zu machen, etwas versäumt zu haben, nicht helfen zu können, nicht mehr losgelassen zu werden, Angst vor zivil- oder strafrechtlicher Haftung oder Angst vor eigenen Suizidgedanken. Pflegende in der Psychiatrie weisen eine dreimal höhere Suizidversuchsrate auf als andere Pflegende.

Einige Pflegende resignieren nach Misserfolgen im Umgang mit Gefährdeten oder verurteilen Gefährdete als «Mörder», den Suizid als Frevel gegen die Natur oder gegen Gott oder sie erklären jede Drohung als Krankheitssymptom.

Andere Pflegende sind gleichgültig: Suizid sei Privatsache, jeder habe die Freiheit. Führt das Spannungsfeld zwischen Garantenpflicht und Akzeptieren des Patientenwillens zum Machtkampf mit dem Gefährdeten?

Pflegende sollten in Supervisionen die Helferrolle, eigene Wut, Ohnmacht oder Allmachtsgefühle, eigene Ambivalenz oder Gegenhass relativieren und reflektieren und Ablehnung aushalten lernen; wer um jeden Preis retten will, nimmt den suizidgefährdeten Menschen nicht ernst; Sich-Aufdrängen und Einsperren erhöhen Aggressivität des Patienten, während aggressive Helfer wiederum Suizid provozieren können.

Wie können Pflegende einem Suizid vorbeugen? Sie sollten in den Gesprächen mit alten Menschen existenzielle Fragen ansprechen, ihnen Aufgaben und Kontakte vermitteln, die Lebensqualität der Schwerkranken mit Palliative Care und Kommunikation erhalten und die Sinnfrage bei Pflegebedürftigkeit nicht ausklammern. Pflegende können helfen, Suiziddrohungen bei Depressionen und Krisen im Alter früh zu erkennen, ernst zu nehmen und behandeln zu lassen, Mitarbeiter und Bevölkerung über Suizidgefährdung aufzuklären und sich dafür einzusetzen, dass Altenhilfepolitik Kriseninterventionszentren mit gerontopsychiatrischen Abteilungen vernetzt.

Pflegende fühlen sich durch Selbstschädigung, ambulant Pflegende durch das Vermüllungssyndrom, die auch im Heim Pflegenden fühlen sich durch Nahrungs- und Medikamenten-Verweigerung und vor allem durch Suizidandrohung bedroht und können mit Krisenintervention helfen.

2.2.4
Durch Mobbing bedrohte AltenpflegerInnen

Altenpfleger in Heimen werden von Mitarbeitern gemobbt, die fürchten, ihren Arbeitsplatz zu verlieren. Mobbing ist verweigerte Kommunikation.

Definition
Mobbing ist ein anhaltender Angriff auf Ansehen, Arbeit, Beziehung und Gesundheit. Das Mobbing-Opfer wird durchschnittlich einmal pro Woche für ein halbes Jahr gezielt durch Gerüchte schikaniert, geschnitten oder gekränkt, ohne sich wehren oder mitteilen zu können. Zoff und private Streitigkeiten sind kein Mobbing.

Gefährdet, Mobbing-Opfer zu werden, sind:

- neue Mitarbeiter, besonders Konkurrenten und Vorgesetzte
- befristet Beschäftigte z. B. vor der Pensionierung
- Burn-out-Gefährdete
- Störenfriede, Sündenböcke oder der Buhmann.

Wer wird am häufigsten gemobbt? Mitarbeiter im Gesundheits- und Sozialwesen und in der Verwaltung.

Formen

Wurden Sie in den letzten sechs Monaten:

- schlecht gemacht
- in Ihrem Selbstbewusstsein verletzt
- von Vorgesetzten oder Kollegen behindert, sich zu äußern
- ständig unterbrochen, laut beschimpft oder angeschrieen
- in Ihrer Arbeit oder in Ihrem Privatleben kritisiert, gekränkt oder geschnitten
- durch Anrufe unter Druck gesetzt (Telefonterror)
- hinter Ihrem Rücken mit Gerüchten schlecht gemacht oder herabgewürdigt
- vor anderen lächerlich gemacht oder nachgeäfft
- mit Andeutungen verdächtigt, psychisch krank zu sein
- mit Blicken über die Herkunft abgewertet
- in Ihrer Meinung, Einstellung in Frage gestellt?

Wurden Sie:

- systematisch isoliert in sozialen Kontakten
- nicht angesprochen, weil Kollegen es nicht durften
- gehindert, andere anzusprechen, oder wie Luft behandelt?

Wurden Sie:

- bestraft mit geänderten Arbeitsaufgaben
- mit Arbeit betraut, die Sie unterfordert, oder ständig mit neuen überfordernden Aufgaben oder mit sinnloser Arbeit oder gar nicht mehr beschäftigt?

Wurden Sie:

- bedroht
- schikaniert
- mit Kosten, mit Abmahnung oder Versetzung
- mit körperlicher Gewalt oder mit gesundheitlichem Schaden?

Häufige Mobbing-Handlungen

- Gerüchte, Unwahrheiten
- Falschbewertung und ungerechte Kritik der Arbeit
- Sticheleien, Hänseleien
- Verweigerung wichtiger Informationen
- Ausgrenzung oder Isolation und
- Beleidigungen

Wodurch fühlen sich Pflegende noch gemobbt?

- durch die Organisation: Werden Konflikte verdrängt, wird Personal eingespart?
- durch den Pflegedienstleiter, der autoritär und wenig gesprächsbereit ist
- durch Beziehungsstörungen, weil die Interessen unterschiedlich sind oder ein Sündenbock für Fehlleistungen gesucht wird
- durch Mitarbeiter, die neidisch sind und Minderwertigkeitsgefühle zu kompensieren versuchen, oder die als Opfer leicht kränkbare Konfliktvermeider mit negativen Erfahrungen sind, still alles in sich hineinfressen oder die zu stark sind und immer ihre Meinung äußern.

Mobbing-Opfer sollten sich folgende Fragen stellen:

- Wie werde ich im Beruf gekränkt?
- Durch welche Personen fühle ich mich gekränkt?
- Wie reagiere ich auf die Kränkung?
- Wie endet die Kränkung?
- Habe ich die Kränkungssituation ausgelöst?
- In welcher Mobbing-Phase bin ich? (vgl. **Tab. 2-3** auf S. 58)
- Wie geht das Team mit dem Mobbing um?
- Kann ich mit Kollegen oder Vertrauenspersonen sprechen?

Tabelle 2-3: Wie reagiert das Mobbing-Opfer in den verschiedenen Mobbing-Phasen?

Konfliktbewusstsein	Das Opfer grübelt, es verdient zu haben, und versucht, sich durchzusetzen.
Konflikteskalation	Der Gemobbte fühlt sich gereizt, wütend, so dass er Schlaf- oder Magenprobleme bekommt.
regelmäßiges Mobbing	Das Opfer meldet sich krank, wird hilflos oder selbstdestruktiv.
Mythenbildung	Das Opfer wird depressiv, hat Existenzängste, sucht einen Arzt oder Anwalt auf.
Psychoterror	Der Gemobbte wird psychosomatisch krank, kündigt oder zieht sich in Suizidgedanken zurück.
Ausschluss	Das Opfer resigniert, wird süchtig, verzweifelt und wird psychiatrisiert oder vorzeitiger Rentner.

Verbesserung der Situation

- durch Ausweichen oder Sich-versetzen-Lassen
- durch Ignorieren der Situation am Arbeitsplatz

Verschlechterung der Situation

- durch Gespräche mit dem Angreifer
- durch Einschalten von Vorgesetzten oder Betriebsrat
- durch häufiges Fehlen oder Krankschreibenlassen
- durch Wehren mit gleichen Mitteln
- durch Flucht in Alkohol oder Psychopharmaka

Gegenwehr

Pflegende können den Mobbing-Konflikt aufdecken, Antennen ausfahren, um den Mobber zu erkennen; sie können die Ursachen klären: z. B. Antipathie, zu viel Arbeit? Hat es der Täter so gemeint? Schaltet sich der Betriebsrat ein?

Pflegende können das Opfer entscheiden lassen, Kritik zu verwerten und es ermutigen, folgende Fragen zu klären: Akzeptiert das Opfer seine Kränkbarkeit, äußert es seinen Ärger, führt es ein Konflikttagebuch? Trennt es Systeme (z. B. Wohngruppe, Familie), setzt es klare Grenzen ohne Eskalation, stärkt es seine Ressourcen? Sucht es Rat und Hilfe in Selbsthilfegruppen oder Job-Alternativen? Stabilisiert sich das Opfer in einer Auszeit, sucht es mit machbaren Zwischenzielen den Stress zu bewältigen?

Pflegende können Konflikte im Team mit der Streitkultur lösen. Sie verurteilen das Mobben, aber nicht den Täter:

- Pflegende können die Konflikte analysieren, Informationen sammeln und sich bewusst machen, dass jeder die Situation subjektiv anders bewertet.
- Sie klären die Konfliktmotive, Einstellungen und Beziehungen.
- Sie entwickeln Toleranz und fordern doch Entschuldigung.
- Sie wertschätzen den anderen und vergeben statt zu kritisieren.
- Sie respektieren die Grenze des anderen und lassen Einwände und Wut zu.

- Sie äußern Gefühle ehrlich mit Ich-Aussagen ohne ein vorwurfsvolles Sie/Du.
- Sie verbessern die Beziehung und reden miteinander kompromissbereit.
- Sie suchen den Fehler, die beste alternative Lösung und nicht den Schuldigen.
- Sie einigen sich auf gemeinsame realistische Zwischenziele, eine niederlagelose Konfliktlösung oder eine Mediation.
- Sie beenden den Streit, handeln einen Vertrag aus, in dem jeder verlässlich Verantwortung übernimmt: Wer verändert was, wo, wie bis zur nächsten Woche?

Ziel des Verhandelns ist Einigung und nicht Sieg über den anderen.

Vorbeugung

Pflegende können Gruppenregeln und gemeinsame Teamziele aushandeln:

- Sie können Ähnlichkeiten herausstellen, um Sympathien zu fördern.
- Sie können ihre Bedürfnisse äußern und die Würde des anderen achten.
- Sie können alte Kränkungserfahrungen loslassen und vergessen.
- Sie können Kontakte und Unterstützung suchen, den Kollegen helfen.
- Sie können sich bei Konflikten anderer zurückhalten.
- Sie können eine Meckerbox einrichten oder einen Coach (Berater) suchen.
- Sie können an einer Supervision teilnehmen, um Probleme auf der Gefühlsebene, bei den Arbeitsbedingungen und Beziehungen anzusprechen und Kompetenzen zu steigern, um Bedürfnisse auch der Mitarbeiter zu äußern und Ressourcen auszuschöpfen.
- Heime sollten ein Antimobbing-Konzept entwickeln (Wardetzki, 2005).

Mobbing ist Beleidigen, Schikanieren, Ausgrenzen durch Kollegen oder durch das Team und kann zu Burn-out oder zu psychosomatischen Erkrankungen des Gemobbten führen. Dem Gemobbten hilft auszuweichen, den Konflikt in Streitkultur aufzudecken. Mobbing ist mit Kontakten und Supervision vorzubeugen.

2.2.5
Von Angehörigen bedrohte Pflegebedürftige und AltenpflegerInnen

AltenpflegerInnen können von ihrem Partner, von pflegenden Angehörigen in der häuslichen Pflege und von Angehörigen der Heimbewohner bedroht werden.

Vom Partner bedrohte AltenpflegerInnen

Kann Liebe zu Gewalt werden? Familiäre Gewalt ist die häufigste und unkontrollierteste: Psychische Gewalt wird in jeder vierten deutschen Familie ausgeübt. Vier Millionen Frauen werden pro Jahr in der BRD geschlagen, 30 000 suchen die Frauenhäuser auf, jede fünfte Frau war als Kind Opfer sexueller Übergriffe. Von

3400 befragten Frauen in den USA erlitten 44 % mindestens einmal Gewalt durch den Partner. Wer als Kind geschlagen wurde, versucht in der Partnerschaft, Probleme gewalttätig zu lösen (Hasel, 2006). Täter sind neunmal mehr Männer als Frauen.

Gründe für das Erdulden von Gewalt

Wurden Frauen zum Opfer und zum Nachgeben erzogen? Durften sie als Mädchen keine Ansprüche äußern und erlebten sie eine passive Mutter als Vorbild? Erfüllt eine Frau eine traditionelle Rolle, verletzlich, emotional und finanziell abhängig zu sein, unfähig, sich aus der symbiotischen Bindung zu lösen? Sucht sie unbewusst aus Schuldgefühlen einen brutalen Mann, um sich selbst zu bestrafen? Provoziert sie den Mann, wenn sie ihn kritisiert, abwertet, demütigt oder sich ihm moralisch überlegen fühlt? Beschimpfen sie sich gegenseitig? Frauen könnten lernen, fair zu streiten, ohne den Mann abzuwerten, sich aus der Abhängigkeit zu lösen, sich zu schützen, zu gehen, Mediation oder Psychotherapie aufzusuchen (Hirigoyen, 2006). Frauen können den Notruf betätigen, die Gleichstellungsstelle, ein Frauenhaus, Pro Familia oder den Weißen Ring um Hilfe bitten.

Sexuelle Gewalt in der Biografie alter Frauen

In den Jahren 1945 bis 1948 gab es in der amerikanischen Besatzungszone Zwangsprostitution, d. h. Frauen wurden nicht nur von den Russen vergewaltigt. Der Mann hatte ein Recht auf den Körper der Frau, auf Vergewaltigung, weil es im deutschen Eherecht bis 1977 eine eheliche Pflicht gab.

Frauen ließen alles über sich ergehen, weil sie fürchteten, keine Ruhe zu bekommen, gezwungen oder geschlagen zu werden, mit Vorwürfen bestraft oder als frigid abgewertet zu werden. Einige Frauen waren so erzogen, sich als Hure schämen zu müssen, wenn sie Sexualität lustvoll erlebten.

Die Folge sexueller Gewalt ist nicht selten eine posttraumatische Belastungsstörung: Diese Frauen erleben das Trauma bei der Intimpflege durch einen Mann wieder, reagieren mit Angst und Albträumen, werden schreckhaft, gereizt, leicht erregbar oder depressiv.

Gründe für die Gewalttätigkeit von Männern

Männer

- haben traditionell mehr Macht, waren in der Menschheitsgeschichte Jäger
- wurden von Frauen patriarchal zur Dominanz erzogen
- erlebten, wie die Mutter und sie selbst als Kind von ihrem Vater geschlagen wurden, während die Mütter die Jungen verwöhnten
- erfuhren in der Peergroup und in den Medien Gewalt
- wollen in Macht-Illusion die Frau besitzen, werden so leicht eifersüchtig
- sind zur Härte erzogen, durften nicht über Gefühle sprechen, verdrängen sprachlos Angst vor Schwäche, vor Versagen und vor Kritik der Frau oder glauben, sich aus Minderwertigkeitsgefühlen rächen zu müssen für eine Ehrverletzung.

Männer fühlen sich nicht verantwortlich für den Kontrollverlust: 50 % der schlagenden Männer geben an, gestresst, 45 % depressiv zu sein und 25 % verlieren unter Alkoholeinfluss die Kontrolle oder fühlen sich von der Frau provoziert. Männer können Sexualität zur Herrschsucht missbrauchen. Sexuelle Befriedigung macht Männer friedfertiger. Männer haben oft Angst, verlassen zu werden.

Schlagende Männer können in Selbsthilfegruppen lernen, Gefühle auszusprechen, Verantwortung zu übernehmen, Hilfe zu suchen und im Haushalt mitzuarbeiten.

Andere Hintergründe der Partnergewalt

Das Familiensystem: Die Mutter machte oft den Sohn zum Partnerersatz oder zum Komplizen gegen den Ehemann, war aber zur Tochter ambivalent und erzog sie zum Opfer; der Vater verwöhnte die Tochter als Partnerinersatz, war aber zum Sohn ambivalent, der lernte, den Vater nachzuahmen.

Erlernte Rollen in gespannter Paarbeziehung: Frauen als Opfer oder Retter schlagen den Mann mit moralischer Überlegenheit. Männer sind als Kämpfer zur Dominanz ohne Schuldgefühle erzogen worden.

Der Machtkampf: Wer vom Partner/von der Partnerin die Erfüllung aller seiner Wünsche erwartet, wird enttäuscht, weil der/die Partner/in überfordert ist. Enttäuschte Partner wollen ihr Glück mit Gewalt erzwingen, wie im Stalking. Wenn der/die Partner/in nicht kann oder will, sei sie/er böse.

Sado-masochistische Beziehungen kommen vor. Eine masochistische Frau kann Macht über den sadistischen Mann ausüben (Hirigoyen, 2006).

Frauen verfügen über ein ebenso großes Gewaltpotenzial wie Männer, und seit jeher haben sie Wege gefunden, ihre Aggression auszuleben, z. B. als Hausdrachen, die Männer psychisch beherrschen, demütigen, schikanieren, beißen (Müller-Mees, 1996). Die Chinesen sehen in Yin (weiblich) und Yang (männlich) zwei ausgewogene Pole.

> Pflegerinnen werden von ihrem Partner bedroht, weil sie zum Nachgeben erzogen wurden und in der Biografie sexuelle Gewalt erlebten, weil sie den Partner durch Abwerten provozieren, weil der Mann patriarchal zur Dominanz programmiert wurde oder weil das Familiensystem oder die Paarbeziehung Gewalt dulden.

2.2.6
Von pflegenden Angehörigen ausgeübte Gewalt

Pflegende Angehörige sind in der häuslichen Pflege meist überfordert und fürchten, von professionell Pflegenden kritisiert zu werden.

Häufigkeit familiärer Gewaltformen

Formen familiärer Gewalt

psychische Misshandlung	66,4 %
körperliche Misshandlung	31,8 %
finanzielle Ausbeutung	22,4 %
Willenseinschränkung	20,6 %
aktive Vernachlässigung	8,4 %

Opfer sind die Pflegebedürftigen

außerhalb von Pflegebeziehungen	55 %
Mutter oder Schwiegermutter	36 %
Partnerin	24,6 %
Partner	13,1 %

Täter

Partner	24,2 %
Partnerin	11,3 %
Sohn oder Schwiegersohn	22,6 %
Tochter oder Schwiegertochter	22,6 %

Quelle: Görgen/Nägele, 2005

Gewaltformen pflegender Angehöriger

Pflegende Angehörige können besonders Demenzkranke vernachlässigen (engl. *to neglect* = vernachlässigen):

- passiv: Wenn ambulant Pflegende feststellen, dass Angehörige den Pflegebedürftigen allein lassen, vergessen, ihm zu essen und zu trinken zu geben, fühlen sich die Pflegenden mitverantwortlich und belastet wie die Opfer.
- aktiv: Sie verweigern Waschen, Bettreinigung oder das Essen zu reichen.

Angehörige können misshandeln (engl. *to abuse* = misshandeln):

- psychisch, wenn sie den Kranken beschimpfen, beleidigen, einschüchtern, mit Heimeinweisung oder Privileg-Entzug (Zigaretten, Süßigkeiten) drohen, ihn isolieren oder ihm durch überfürsorgliche Pflege die Selbständigkeit nehmen
- selten körperlich, wenn sie ihn an den Ohren oder an den Haaren ziehen, ihn schlagen, ihn im Bett fixieren, ihn in ungeheizte Räume einsperren, ihn zum Essen zwingen oder den freien Willen mit Beruhigungsmitteln einschränken
- Wenn Angehörige den Pflegebedürftigen immer wieder finanziell ausbeuten, Rente, Sozialhilfe oder Gelder der Pflegeversicherung wegnehmen, können

manchmal die ambulant Pflegenden die Pflege nicht weiter durchführen, d. h. sie fühlen sich auch bedroht.

Gewaltfördernde Faktoren in der häuslichen Pflege

Die Gewalt richtet sich gegen Pflegeabhängige. Aber ambulant Pflegende leiden mit dem Kranken, weil sie sich als Anwalt der Kranken fühlen.

Pflegende Angehörige sind überlastet, sie leisten täglich einen 24-Stunden-Bereitschaftsdienst ohne freies Wochenende und meist auch ohne Urlaub. Sie sind der billigste Pflegedienst, übernehmen unvorbereitet die Pflege und sind meist überfordert oder ärgern sich über Vorwürfe ambulant Pflegender. In mißhandelnden Familien wird mangelhaft kommuniziert, sind Täter und Opfer voneinander abhängig und fehlen Wohnraum und Ressourcen. Gewalt in der familiären Pflege ist z. B. abhängig:

- vom Pflegebedürftigen: Demente Personen erleiden häufiger Gewalt, weil sie weniger verstanden werden und ihnen böser Wille unterstellt wird oder weil sie inkontinent sind oder weil sie früher Täter waren.
- von der pflegenden Angehörigen: Ob sie als Kind oder als Ehefrau Gewalt erlitt, ob sie belastungsfähig ist – sie kann umso eher psychisch misshandeln, je größer der Pflegestress, je belastender, auswegloser sie die Pflegesituation erlebt, je mehr sie unter Rückenschmerzen, Depression, Arzneimissbrauch leidet und je mehr sie durch andere Rollen (Hausfrau, Ehefrau, Mutter, Berufstätige) überlastet ist.
- von der Beziehungsbiografie: Wenn die Tochter die Pflege übernimmt, um endlich von ihrer Mutter anerkannt zu werden oder um Schuldgefühle wiedergutzumachen, kann die konflikthaft aufgeladene Beziehung zur Gewalt eskalieren.
- von den Wohnungsbedingungen, z. B. wenn sich die pflegende Tochter bei enger Wohnung nicht von der Mutter abgrenzen kann, weil diese im Wohnzimmer liegt und ständig Kontrolle auszuüben scheint
- von Alltagsstrukturen, wenn z. B. Essenszeiten vom Kranken diktiert werden
- von finanzieller Not der pflegenden Familie, z. B. bei Arbeitslosigkeit. Angehörige bezahlen Inkontinenzmaterial aus Scham oft aus der eigenen Tasche.
- von der Unterstützung durch andere: Je mehr sich pflegende Angehörige von anderen Familienmitgliedern allein gelassen fühlen, umso eher können sie unter der Last der Pflege zusammenbrechen; belastet sind sie durch Konflikte mit Partner oder Kindern; wenn Besuche fehlen, bleibt Kontrolle von außen aus; sie nehmen zu selten Hilfe von ambulant Pflegenden in Anspruch.

Die Veränderungen eines verwirrten Elternteils können die pflegende Tochter so überfordern, dass sie die Nerven verliert und die Mutter beschimpft, wenn diese unruhig wird, wegläuft, verzweifelt oder unvermittelt aggressiv reagiert.

Die zunehmend erschwerte Kommunikation mit dementen Eltern und die Einsamkeit, den Kranken nicht mehr zu verstehen und selbst nicht verstanden zu werden, fördern Missverständnisse bis zu aggressiven Handlungen. Pflegende Angehörige haben Macht über Verwirrte, denen sie in überfürsorglicher Pflege letzte Selbständigkeit abnehmen. Die pflegende Tochter erlebt das ständige Versagen des zu pflegenden Elternteils als anhaltendes Abschiednehmen oder Sterben. Sie reagiert gereizt, wenn bisherige Problemlösungen erfolglos bleiben und die Zukunft («Wie lange geht das noch so weiter?») ungewiss ist. «Wenn sie doch bald erlöst wäre», ist ein Todeswunsch, der belastende Schuldgefühle auslöst (Wilz, 2002).

Ängste der pflegenden Angehörigen zu versagen, falsch zu entscheiden, von dem Kranken abgelehnt und von ambulant Pflegenden kritisiert zu werden, können zu angstmotivierter Aggression auch gegen beruflich Pflegende beitragen.

Die Pflegebeziehung kann das Ergebnis einer lebenslangen gegenseitigen Kränkung sein. Die Abhängigkeits-Umkehr kann zur Rache beitragen, wenn das jetzige Opfer früher selbst Täter war. Wer Pflege als Verpflichtung empfindet, gängelt leichter. Die Sauberkeitsnorm der Eltern kehrt sich in der Inkontinenzpflege um: Eltern schlugen das Kind, wenn es noch einnässte, jetzt schimpft die Tochter oder droht mit Heimeinweisung, wenn die Mutter den Teppich nass macht. Die Isolation durch die Demenz und Inkontinenz bedeuten mangelnde soziale Kontrolle, weil Besuche ausbleiben.

Rechtlich ist in dieser Pflegesituation oft ungeklärt, ob z. B. der Kranke einen Betreuer braucht, ob er noch geschäfts-, testier- und schuldfähig ist und welche Ansprüche er gegen Kranken- und Pflegekasse, Sozial- und Finanzamt geltend machen kann. In der Gemeinde werden pflegende Angehörige zu wenig unterstützt. Es fehlen Tagespflege-Einrichtungen, Kurzzeitpflege, Kriseninterventionszentren, Beratungsstellen, Austausch in Selbsthilfegruppen und rehabilitative Dienste.

Konflikte und Entfremdung in der Pflege können nach Kruse und Wahl (1994) in Gewaltausbrüchen enden, wenn die Pflegende von der Familie alleingelassen und entfremdet wird, bei langer Pflege keine positiven Perspektiven mehr hat, gravierende Veränderungen der Lebensbedingungen erlebt, die Beziehungen als hochkonflikthaft empfindet, seelisch und körperlich überfordert und erschöpft ist und geringe Kenntnisse über die Symptome der Erkrankung hat (Kruse/Wahl, 1994).

Die Angehörigen geben folgende Rangfolge der Belastungen an (Kruse/Wahl, 1994): «Ich muss ständig anwesend sein, die/der Kranke ist schwer pflegebedürftig, er/sie dankt nicht, verhält sich auffällig, Inkontinenz erzeugt Ekel, Verwirrtheit belastet, das Schicksal ist ungerecht, ich habe keine Zukunft mehr, habe Angst, selbst krank zu werden, habe zuwenig Zuneigung zum Kranken, fühle mich überbeansprucht, einsam, verliere meinen Beruf, meine Freiheit ist eingeschränkt, Angehörige und Freunde ziehen sich zurück und ich sorge mich um die Zukunft des Kranken.»

In Überforderungssituationen kann der Pflegenden die Hand «ausrutschen», bei chronischen Konflikten werden Sanktionen bewusst eingesetzt, um den anderen zu disziplinieren. Die Pflegebelastung wird umso drückender empfunden, je mehr die Frauen die Pflege unter dem Druck anderer Angehöriger übernehmen. Die pflegende Tochter wird eher kritisiert als deren Geschwister, was die Pflegende kränkt. Die Entscheidung zu einer Heimaufnahme fällt leichter bei mehreren Geschwistern und bei guten finanziellen Verhältnissen (Brendebach, 2000).

In Familien schwindet Gewalt, wenn offen miteinander auch über Schuld gesprochen, Stress abgebaut, Unterstützung oder Familienberatung gesucht wird.

Gründe für die Ablehnung von Fremdhilfe

Die pflegenden Angehörigen:

- brauchen die Pflege zur Selbstbestätigung, um sich als dankbare Tochter zu beweisen oder nach der Familienphase eine sinnvolle Aufgabe auszuüben.
- schämen sich, um Hilfe zu bitten und Hilfe anzunehmen, oder vor Fremden in Privaträumen, weil WC, Bad, Schlafzimmer immer sauber und aufgeräumt sein müssten
- fürchten, versagt zu haben, von beruflich Pflegenden getadelt und kontrolliert zu werden und fürchten ihre Rivalität
- werden eifersüchtig, weil diese mit kritischen Situationen besser umgehen und eine positivere Beziehung zum Kranken aufbauen können
- haben Angst vor dem Gerede der Nachbarn und Bekannten, dass sie an Ansehen verlieren, wenn sie fremde Hilfe in Anspruch nehmen
- fürchten zusätzliche Kosten.

Bedrohung der AltenpflegerInnen in der häuslichen Pflege

In der Partnerpflege können ambulant Pflegende Zeuge von Gewalt werden. Früherer Partnerstreit kann in der Partnerpflege eskalieren, zum Teil auch um «alte Rechnungen zu begleichen» oder familiäre Schuldkonten auszugleichen. Wenn die Frau früher von ihrem Mann geschlagen wurde, kann sie sich an dem wehrlosen Pflegebedürftigen rächen. Wenn der Mann dement wird, hat er oft vergessen, dass er früher seine Frau geschlagen hat. Wenn ambulant Pflegende mit der Inkontinenz des Ehemannes besser umgehen können, kann die pflegende Partnerin aggressiv werden aus Neid und Eifersucht.

In der Elternpflege können sich ambulant Pflegende bedroht fühlen, wenn sie von einem dementen Kranken mit der pflegenden Tochter, die sich immer noch bevormundet oder gekränkt fühlt und deshalb aggressiv reagiert, verwechselt werden. Der Autor hat erlebt, wie eine ambulant Pflegende mit dem Tode bedroht wurde, wenn sie eine Anzeige wegen der Altenmisshandlung erstattet.

Hinweise auf Gewalt

Pflegende sind gefordert, folgende Hinweise auf häusliche Gewalt zu dokumentieren und offen anzusprechen: Hautverletzungen wie Ohreinrisse, Hämatome (blaue Flecken), Striemen, Abschürfungen, Abmagerung; seltener Prellungen, Erfrierungen. Wunden (wie groß? wie tief? wie alt?) sind zu fotografieren, Depression oder posttraumatische Belastungsstörungen ernst zu nehmen, wenn der Kranke schreckhaft, sein Schlaf gestört ist durch Albträume über das Trauma, wenn er seine Wut unterdrückt, sich schämt in dem Gefühl, entehrt zu sein, seinen Status zu verlieren, wenn er Schuldgefühle hat, sich selbst anklagt, resigniert und die Misshandlung verschweigt.

Bei Verdacht auf Misshandlung sollten professionell Pflegende fragen: «Sind Sie in der letzten Zeit geschlagen oder anders verletzt worden? Fühlen Sie sich in der Beziehung zum pflegenden Angehörigen sicher oder bedroht?»

Die gewaltbezogene Pflege-Anamnese klärt folgende W-Fragen: Wer war der Täter, wo wurde misshandelt? Wann ist es geschehen? Was genau ist passiert? Womit wurde angegriffen? Wiederholte sich der Angriff? (Heinemann, 2006). Wer schildert die Gewalt? Das Opfer oder Dritte? Wer ist beteiligt? Welche Risikofaktoren gefährden die familiäre Pflege? Können Professionelle die Hinweise auf Gewalteinwirkung bestätigen? Aus welchen Gründen wurde ein Angehöriger zum Täter? Was will er erreichen? Wie verhalten sich Dritte? Wie ist der Zustand des Opfers? Ist das Opfer vom Täter abhängig? Unterstützen Pflegende das Opfer mit einer Krisenintervention? Akzeptiert das Opfer Hilfe? Wenn ja, sind die pflegenden Angehörigen zu entlasten, ist eine Betreuung einzurichten, ein Sicherheitsplan mit den Angehörigen zu erstellen und evtl. ein Heimplatz zu suchen? Wenn das Opfer Hilfe nicht akzeptiert, ist zu klären, ob das Opfer urteilsfähig ist: Dann braucht es eine Notfall-Telefonnummer und einen Sicherheitsplan, an wen sich das Opfer sofort wenden kann. Ist das Opfer nicht urteilsfähig, d. h. dement, dann braucht es sofort einen Betreuer, evtl. eine Einweisung ins Krankenhaus, um von dort ins Heim verlegt zu werden. Der sozialpsychiatrische Dienst sollte benachrichtigt werden, und eine Anzeige sollte die letzte Maßnahme sein.

Opfer suchen Hilfe bei der Polizei, bei Verwandten, Freunden, Anwälten oder bei ihrem Hausarzt. Ein Drittel aller Opfer sucht keine Hilfe, weil sie sich schämen oder schuldig fühlen und deshalb lieber schweigen.

Wenn sich der Kranke zurückzieht und seine Wut auf andere projiziert, z. B. auf die ambulant Pflegenden, und Rachegefühle hegt, sollten Pflegende versuchen, mit einem anderen Familienmitglied, mit dem Pflegedienstleiter, dem Hausarzt über ihre Vermutung zu sprechen oder sich an den «Weißen Ring» oder eine Familienberatungsstelle zu wenden. Wenn das Opfer die Schwester bittet, darüber zu schweigen, sollte die Erlaubnis zur anonymen Beratung erbeten werden. Bei dem seltenen sexuellen Missbrauch alter Frauen sind Beratungen in Frauenhäusern möglich. Im Einverständnis mit dem Opfer könnten auch Sozialarbeiter, Rechtsanwälte oder Seelsorger hinzugezogen werden. Nach dem Gewaltschutzgesetz seit 2002 und nach Polizeigesetzen kann die Polizei den Täter für mehrere Tage aus der Wohnung des Gefährdeten verweisen. Sollte sich die Misshandlung wiederholen, ist die häusliche Pflege z. B. durch Tages-, Kurzzeit- oder durch Heimpflege zu ersetzen oder die pflegenden Angehörigen sind zumindest durch gezielte Hilfsangebote zu entlasten. Das Amtsgericht hat nur Wächterfunktion, wenn die pflegende Angehörige zum Betreuer des Kranken bestellt ist. Bei wiederholter Misshandlung setzen sich Juristen für eine Anzeigepflicht ein, damit sich berufliche Helfer und Hausarzt nicht selbst schuldig machen wegen Beihilfe zur Körperverletzung durch Unterlassen (Brendebach, 2000).

Beruflich Pflegende und Ärzte berufen sich bei Kenntnis einer familiären Misshandlung oft auf ihre Schweigepflicht und das strafprozessuale Privileg, die Aussage zu verweigern, d.h. sie werden aus Angst vor den Folgen einer Anzeige zu schweigenden Dritten.

Pflegende Angehörige vernachlässigen oder beschimpfen pflegebedürftige Partner oder Eltern, weil sie weder mit aggressivem Verhalten noch mit der Inkontinenz insbesondere demenzkranker Menschen umgehen können, so dass die überforderten Angehörigen die Nerven verlieren und sich aggressives Verhalten aufstauen kann. Tagespflege-Einrichtungen, gemeindliche Unterstützung, Pflegebetten und Hilfsmittel fehlen.

Pflegende Angehörige ziehen zu spät Hilfe von ambulant Pflegenden hinzu, weil sie Angst haben, etwas verkehrt gemacht zu haben oder dass familiäre Gewalt bekannt werden könnte, so dass sie aus Schuldgefühlen gegen beruflich Pflegende aggressiv werden können, wenn diese den Verdacht auf familiäre Gewalt zu klären versuchen.

2.2.7
Von Angehörigen in der Heimpflege bedrohte AltenpflegerInnen

Angehörige fürchten, dass Pflegende im Heim besser sein könnten, und werden eifersüchtig auf Pflegende; sie fürchten auch, Macht über den Bewohner zu verlieren und etwas falsch gemacht zu haben oder dass Misshandlung bekannt werden könnte. Sie schämen sich wegen der Inkontinenz oder des herausfordernden Verhaltens des dementen Bewohners.

Delegierende Angehörige kontrollieren und überwachen die Pflege, bewerten die Serviceleistungen und können zu notorischen Nörglern werden; dies kann zu aggressiven Auseinandersetzungen führen.

Im Heim mithelfende Angehörige wollen sich distanzieren und sich zurückziehen, so dass sie nur das Nötigste besorgen, aber häufig Pflege-Defizite erkennen und zu Konflikten mit Pflegenden beitragen.

Andere Angehörige wollen aktiv mitpflegen, die fürsorgliche Pflegerrolle fortsetzen, Verantwortung nicht abgeben; sie kritisieren Pflegende, auf die sie ihre Schuldgefühle projizieren. Diese mitpflegenden Angehörigen werden oft eifersüchtig auf die gute Beziehung des Bewohners zu den Pflegenden und glauben, alles besser zu wissen. Sie mischen sich in die Pflege ein und machen den Pflegenden Vorwürfe, so dass sie Konflike oft aggressiv austragen. Diese querulatorischen Angehörigen üben Macht aus (Kremer-Preiss, 1996).

Es gibt Angehörige, die den Bewohner psychosozial stabilisieren, weil sie Probleme mit den Pflegenden offen ansprechen, d.h. Aggressionen verhindern helfen. Wenn Angehörige eine positive Beziehung zu den Pflegenden haben, machen sie Reklame für das Heim. Pflegende erwarten von den Angehörigen Informationen, Gespräche, Besorgungen und Hilfe. Sie vermuten oft, die Angehörigen hätten den Bewohner abgeschoben statt zu verstehen, dass die Angehörigen unter der häuslichen Belastung zusammengebrochen sind und nicht schuld an dem auffälligen Verhalten des Bewohners sind. Diese Pflegenden kritisieren die Angehörigen.

Überforderte Pflegende wehren die Angehörigenprobleme ab, weil sie keine Zeit haben. Wenn sich Pflegende durch Angehörige gestört oder gar belastet fühlen, bewerten die Angehörigen das Heim negativ.

Bewohner äußern Beschwerden über Pflegefehler nur gegenüber Angehörigen und nicht gegenüber den Pflegenden, d. h. sie spielen oft angepasstes Verhalten vor.

Verhinderung der Angehörigen-Gewalt im Heim

Pflegende können Einzelgespäche mit den Angehörigen unter vier Augen bei der Aufnahme und alle zwei bis drei Wochen über Wünsche, Ängste, Probleme führen, um den mutmaßlichen Willen des Bewohners zu erfahren (z. B. ob er eine PEG will) und um Vertrauen auf- und zu hohe Ideale abzubauen.

Sie können Angehörige motivieren, bei der persönlichen Versorgung des Bewohners, beim Wäscheflicken, bei Spaziergängen, Besorgungen und in der Hospizarbeit mitzuhelfen. Heimleiter und gruppenübergreifender sozialer Dienst können Gesprächsgruppen wohnbereichsbezogen zur Schuldentlastung und Kritik gründen. Sie können mehrmals jährlich Öffentlichkeitsarbeit über Sparzwänge und Überlastung der Mitarbeiter durchführen und zu ehrenamtlicher Mitarbeit motivieren. Sie können einen Angehörigen-Beirat gründen und regelmäßig einen Zufriedenheitsfragebogen für Beschwerden verteilen.

> Die Pflege deligierende Angehörige kontrollieren die Pflegenden im Heim, mithelfende besorgen das Nötigste, mitpflegende mischen sich ein, werden eifersüchtig auf die Pflegenden, auf die sie ihre Schuldgefühle projizieren, und psychosozial stabilisierende Angehörige kooperieren. Pflegende können in Einzelgesprächen den mutmaßlichen Willen des Bewohners erfahren, in Gesprächsgruppen Kritik auffangen und in Öffentlichkeitsarbeit zu ehrenamtlicher Mitarbeit motivieren.

2.2.8
Von anderen Helfern bedrohte AltenpflegerInnen

AltenpflegerInnen fühlen sich nicht nur von Bewohnern, Kollegen und Angehörigen bedroht, sondern auch von anderen Helfern, wie von Politikern, von der Heimaufsicht, Trägern, Betreuern, Heim- und Pflegedienstleitern, Ärzten und Freiwilligen.

Von Politikern bedrohte AltenpflegerInnen

Politiker haben die Sparzwänge, den Mangel an qualifiziertem Personal und damit an Zeit für Zuwendung mitzuverantworten. Dass die Pflegeversicherung nur körperliche Pflege bezahlt und keine psychosoziale Betreuung, grenzt an soziale Euthanasie. Dass Pflegende nicht nur in Heimen, sondern auch in der ambulanten Pflege häufig überfordert sind, scheint keinen Politiker zu interessieren. Wenn Pflegende nur noch die Insolvenz des Gesundheitssystems verwalten können, haben das frühere Regierungen zu verantworten. Wir haben diese Politiker gewählt.

Von der Heimaufsicht bedrohte AltenpflegerInnen

In einem Artikel über Qualität in der stationären Pflege (Schmitz/Schnabel, 2006) betreffen die bei Heimbegehungen am häufigsten festgestellten Mängel die Pflegedokumentation, das Personal, die Hygiene, Räume, pflegerische Handlungen, rechtliche Fragen, Medikamente, soziale Betreuung und Ernährung. Immer wieder erfahre ich von der Angst der Pflegenden vor der Heimaufsicht, die sich auch über Personal- und Schulungsmangel beschwert. Die Heimaufsicht überprüft oft nur Struktur- und Prozessqualität, aber selten Ergebnisqualität. Einzelne Heimaufsichten treffen medizinisch nicht vertretbare Entscheidungen, wie z. B. dass sie Notfall-Medikamente wegnehmen, wenn sie nicht für einen bestimmten Bewohner verordnet sind. Als in einem Heim nachts der Notfall eintrat, fehlte die Arznei und die Bewohnerin starb. Heimaufsicht und MDK sprechen sich selten ab, wenn sie z. B. in der gleichen Woche Kontrollen durchführen.

Von Trägern bedrohte AltenpflegerInnen

Einige Trägervertreter scheinen nur daran interessiert zu sein, was erwirtschaftet wird. Sie nehmen sich keine Zeit, Beschwerden von Pflegenden entgegenzunehmen, und bezeichnen Pflegende, die auf Missstände aufmerksam machen, als Nestbeschmutzer, denen sie kündigen, weil es genügend arbeitslose Pflegende gebe. Viele Trägervertreter üben Druck auf die Heimleiter aus, den diese an Pflegende weitergeben. Organisations- und Arbeitszeitbedingungen bestimmen oft die Träger, so dass sich Pflegende überlastet fühlen. Pflegende sollen kundenorientiert arbeiten, eigene Bedürfnisse dürfen sie nicht äußern. Sie stehen zwischen den steigenden Ansprüchen der Kostenträger nach Qualitätssicherung und den erhöhten Konsumansprüchen der Kunden einerseits und Rationalisierungen zur Kosteneinsparung andererseits. Die Überlastung fördert die Aggressionsbereitschaft ebenso wie das Gefühl, diesen strukturellen Zwängen hilflos ausgeliefert zu sein.

Von gesetzlich bestellten Betreuern bedrohte AltenpflegerInnen

Einige gesetzlich bestellte Betreuer kommen einmal im Jahr oder nur nach Anforderung ins Heim, bestimmen aber, ob der Bewohner fixiert werden oder eine PEG erhalten soll, obwohl sie den mutmaßlichen Willen des einsamen Patienten ohne Angehörige überhaupt nicht kennen. Pflegende, die sich in die Situation des

Bewohners einfühlen, fühlen sich wie der Kranke von Willkürentscheidungen bedroht.

Von Heim- und Pflegedienstleitern bedrohte Pflegende

Die meisten Heim- und Pflegedienstleiter kennen die Nöte der Pflegenden und stellen sich hinter sie. Einige Heimleiter sind in der Pflege nicht kompetent, scheinen sich nur für das Ansehen der Heime in der Öffentlichkeit und im Auftrag der Träger für die Wirtschaftlichkeit zu interessieren. Einige Heim- und Pflegedienstleiter regieren autoritär und lassen Pflegende kaum mitbestimmen. Sie loben die Mitarbeiter kaum und verhindern Fortbildung (nur ein Drittel der Heime will sie) und Supervision. Beziehungspflege fördern sie weniger als die funktionelle Versorgung der Bewohner. Sie fordern die Bürokratisierung, ohne die Pflegenden dabei mit technischen Möglichkeiten zu unterstützen. Immer wieder erfährt der Autor, dass Heim- und Pflegedienstleiter misshandelte Pflegende nicht ernst nehmen oder ihnen indirekt Mitschuld daran zuschreiben, so dass sich Pflegende allein gelassen und sogar bedroht fühlen. Die Führungskräfte betonen ihre Expertenrolle und üben Macht gegenüber den Mitarbeitern aus.

Für Heim- und Pflegedienstleiter als Führungskräfte ist Einzel-, Gruppen- oder Team-Coaching unverzichtbar, um Erfolge und Misserfolge, Selbst- und Fremdbild zu reflektieren und äußere Anspruchsgruppen zu kennzeichnen.

Von Ärzten und MDK bedrohte AltenpflegerInnen

Es gibt noch Ärzte, die auf Erfahrungen von Pflegenden nicht hören, weil sie zu wissen glauben, was für die Bewohner gut sei. Ärzte kommen im Durchschnitt alle zwei Wochen ins Heim und haben pro Bewohner drei Minuten Zeit. Pflegende kennen den Bewohner um ein Vielfaches besser als jeder Arzt, weil sie ihn täglich stundenlang erleben. Einige patriarchal eingestellte Ärzte verlangen Gehorsam der Pflegenden, auch wenn sie zu viele Psychopharmaka verordnen. Pflegende, die aufgrund ihres Pflegegewissens die Gabe von den Medikamenten verweigern, weil sie deren schädigende Nebenwirkungen beobachtet haben, werden manchmal auch vom Pflegedienstleiter zur Gehorsamspflicht ermahnt. Manche Ärzte fühlen sich im Heim noch als Chefarzt und nicht als Mitarbeiter, und Pflegende haben oft Minderwertigkeitsgefühle den Ärzten gegenüber, weil z. B. ihre Ausbildung über Medikamente mangelhaft war.

Manche Ärzte verordnen in Heimen Neuroleptika in der gleich hohen Dosis wie in psychiatrischen Kliniken, so dass die Bewohner so ruhiggestellt sind, dass jeder Versuch der Aktivierung zum Stress der Pflegenden wird.

Einige MDKs stufen pflegebedürftige Kranke, vor allem demente Patienten in eine zu niedrige Pflegestufe ein und tragen so zum Personalmangel bei. Ein MDK riet der Pflegedienstleiterin, die mangelnde Qualität mit Personalmangel begründete, doch mehr Neuroleptika zur Ruhigstellung der Bewohner verordnen zu lassen. Es gibt auch viele Ärzte, die bei guter Zusammenarbeit mit den Pflegenden nicht als Bedrohung, sondern als Hilfe erlebt werden.

Von Freiwilligen bedrohte AltenpflegerInnen

Ehrenamtliche, die mehr Zeit als die Pflegenden haben, bauen eine intensivere Beziehung zu den Heimbewohnern auf; darauf können manche Pflegende eifersüchtig reagieren. Ehrenamtliche, die alles besser zu wissen glauben und den Pflegenden Vorschriften zu machen versuchen, sind in den Heimen nicht erwünscht und führen zu aggressiven Auseinandersetzungen. Ehrenamtliche können aber auch helfen, Missstände aufzudecken.

Eine menschenwürdige Altenpflege in den Heimen ist in Zukunft ohne Ehrenamtliche nicht mehr machbar, weil immer mehr an qualifiziertem Personal gespart wird. Freiwillige dürfen aber nicht als Lückenbüßer eingesetzt werden.

Politiker bedrohen Pflegende durch Sparzwänge, die Heimaufsicht manchmal durch Mangel an fachlicher Kompetenz, Träger üben Druck aus und drohen «Nestbeschmutzern» mit Kündigung, Betreuer entscheiden nicht selten willkürlich, selbst überforderte Heim- und Pflegedienstleiter nehmen Bezugspflege und Pflegende als Opfer nicht ernst genug. Einige Ärzte erwarten Gehorsam bei der Gabe von Neuroleptika, der MDK stuft Demente zu niedrig ein und einige Ehrenamtliche wissen alles besser.

Kapitel 3
Von eigenen Aggressionen betroffene AltenpflegerInnen

3.1
Häufigkeit der Gewalt von AltenpflegerInnen

Verlässliche Untersuchungen über die Gewalthäufigkeit von Pflegenden gegenüber Heimbewohnern sind selten. Nach Schneider et al. (1990) sind die Hälfte der Heimmitarbeiter lieb zu den Bewohnern.

Misshandlungen durch Pflegende in Pflegeheimen nach 40 Anrufen bei HsM Bonn:

Vernachlässigung	27 %
Beschimpfung	19 %
finanzielle Ausbeutung	15 %
Körperverletzung	15 %
Willenseinschränkung	15 %
Pflegefehler	12 %
Überforderung in der Pflege	4 %
Gewaltandrohung	4 %
Kontaktverbot zu Angehörigen	4 %
Fixierung	4 %
andere Formen	31 %

(Quelle: Kranich, 1998)

Ambulant misshandeln Pflegende selten (in 6 % nach Kranich, 1998), wenn sie überfordert sind im Dauerfrust als Folge von Konkurrenzdruck der Sozialstationen, Kundenbeschwerden, Ohnmacht vor dem unendlichen Leid und Zeitnot. Die ambulant Pflegenden sollen die Qualität verdoppeln und die Kosten halbieren, so dass sie unter Umständen psychisch, mit Beruhigungsmitteln oder mit Dauerkatheter Zwang ausüben.

3.2
Beispiele von Aggressions- und Gewaltformen

3.2.1
Aggressions-Äußerungen von Pflegenden gegen «Schwierige»

«Ich möchte mich nicht mehr um ihn kümmern», «… ihn entlassen», «… an die Wand klatschen». «Ich könnte ihn auf den Mond schießen», «… ihm rechts und links einen hinter die Löffel geben», «… ihm den Hals umdrehen». «Dann werde ich laut», «… sage ich das ziemlich pampig». «Dann höre ich nicht mehr hin», «… stelle ich die Ohren auf Durchzug». «Dann reagiere ich nicht mehr», «… mache ich Abstriche». «Dann sehe ich zu, dass ich schnell raus komme.» «Dann lasse ich ihn warten.» «Dann mache ich nachts das Zimmerlicht voll an.» «Dann reiße ich das Pflaster ab.» «Dann schüttele ich ihn an der Schulter.» «Dann sprühe ich ihn mit 4711 ab.» «Wenn der Patient ständig schellt, dann ist das Maß voll: bis hierher und nicht weiter.» «Ich hatte das Gefühl, aus der Haut fahren zu müssen, wurde laut.»

Pflegende äußerten folgende Gefühle nach Aggressionen: «Es ist mir peinlich.» «Ich schäme mich», «… habe Schuldgefühle», «… ein schlechtes Gewissen», «… fühle mich ohnmächtig», «… enttäuscht und erschrocken über meine Reaktion». «Ich stumpfe ab.» «Ich habe Angst, dass meine Reaktion Folgen hat.» «Ich habe Mitleid mit dem Patienten, konnte aber nicht anders, ich bin auch nur ein Mensch.»

Andere Pflegende rechtfertigen ihre Aggression mit Aussagen wie: «Der hat es verdient.» «Dem muss man Grenzen setzen!» «Den muss man erziehen!» «Die ist doch selbst schuld!» «Der hat doch angefangen!» «Die macht das extra!» (nach Borker/Elsbernd, 1995).

3.2.2
Entwertung Demenzkranker als versteckte Gewalt

Pflegende setzen den Verwirrten milde herab (Kitwood, 2000):

- wenn sie ihn entmächtigen: ihm alles abnehmen, für ihn alles tun
- wenn sie ihn infantilisieren: «Omilein, Schätzchen, Liebchen»
- wenn sie ihn abwerten: «Sie haben Hunger – jetzt gibt es keine Mahlzeit.»
- oder wenn sie ihn ignorieren, d. h. über ihn statt mit ihm reden.

Pflegende entwerten mäßig, wenn sie eine demente Person:

- betrügen zur Beruhigung: «Der Besuch kommt gleich.»
- etikettieren: «Auch so ein Dementer …»
- überholen: hektisch informieren
- unterbrechen, z. B. beim Spielen.

Pflegende entwerten einen Verwirrten schwer, wenn sie:

- ihn stigmatisieren: «Er verhält sich wie ein Kind.»
- ihm etwas verbieten: «Wenn sie schreien, dann bitte leise.»
- ihm etwas vorhalten/unterstellen: Wenn er um Hilfe schreit, will er nur Aufmerksamkeit.
- ihn verobjektivieren: «durch-füttern», «-waschen», «-topfen».

Eine sehr schwere Entwertung ist es, wenn Pflegende einen verwirrten Menschen:

- einschüchtern: «Wenn Sie so weiter machen, werden Sie schon sehen ….»
- zum Essen zwingen oder mit Bettgittern fixieren
- anklagen: «Sie sind selbst schuld.»
- verspotten, lächerlich machen: «Er liegt da wie ein Hund.»
- verächtlich abwerten: «Sie sind völlig unfähig.»

Andere Beispiele, wie Pflegende von eigener Aggressivität bedroht sind, wenn sie Verwirrte entwerten, weil sie ihre Rolle als Helfende verletzen, ihrem Ansehen schaden oder sich schuldig fühlen: «Wo haben Sie Schmerzen? Ach Sie können nicht sagen, wo, dann haben Sie keinen Grund zu klagen.» «Müssen Sie mal zur Toilette? Ach Sie wissen es nicht, dann kommen Sie mal, ich weiß, wohin Sie müssen.» «Was suchen Sie in der Schublade? Ach, Sie wissen das nicht, dann machen wir die Schublade wieder zu.» «Wo wollen Sie hin? Haben Sie kein Ziel, dann haben Sie keinen Grund zu gehen.» (Schützendorf, 1994).

3.2.3
Aggressionsformen der Pflegenden in den ABEDLs

Pflegende können in den verschiedenen ABEDLs (Aktivitäten, Beziehungen und existenzielle Erfahrungen des Lebens, Krohwinkel, 2006) besonders verbal aggressiv, manchmal rücksichtslos werden.

Kommunizieren

- alte Menschen bevormunden oder verkindlichen, indem sie sie unaufgefordert duzen oder respektlos mit «Oma» anreden
- zum Sprechen zwingen
- das Einstellen der Hörgeräte oder das Putzen der Brille verweigern
- kranke alte Menschen rügen, vor anderen kritisieren oder laut ausschimpfen
- sich abfällig über alte Menschen äußern, sie nicht beachten
- sich in ihrer Gegenwart über Dritte unterhalten oder Desinteresse zeigen
- nicht mehr mit Verwirrten sprechen, weil sie nichts mehr mitkommen
- Blickkontakt vermeiden
- kranke alte Menschen unangemessen berühren, ihnen Zuwendung entziehen
- ihnen verbieten, zu klagen
- Konflikte nicht ansprechen

Sich bewegen

- alte kranke Menschen zu grob, zu fest oder unachtsam unterstützen, ruckartig bewegen
- ihren Bewegungsraum einschränken
- sie mit Beruhigungsmitteln oder Seniorensesseln fixieren
- ihnen die Ausgänge blockieren
- sie liegen lassen oder zwanghaft lagern
- sie zwingen aufzustehen
- ihnen Gehhilfen oder einen Rollstuhl verweigern
- zu schnell oder zu langsam mit ihnen gehen
- einen Bewegungsmelder gegen ihren Willen anbringen

Vitale Funktionen aufrechterhalten

- den kranken Menschen im Gestank liegen lassen
- bei Nacktheit lüften oder Durchzug zulassen
- die Zimmertemperatur nach eigenem Befinden bestimmen
- falsches Bettzeug zuteilen und rationalisieren: «Sie brauchen keine Decke.»
- zu warme oder zu kalte Kleidung zumuten
- eine Wärmflasche verweigern
- einen Facharzt, Logopäden oder Ergotherapeuten ablehnen

Sich pflegen

- kranke alte Menschen zur Körperpflege, zu Vollbad, Dusche oder Haarwäsche zwingen
- einen festen Badetag fordern
- eigene Hygienevorschriften durchsetzen
- übertrieben abfrottieren
- Haare oder Fingernägel gegen den Willen des kranken Menschen schneiden
- ihn ungewollt rasieren oder nicht rasieren
- ihn zwangsweise parfümieren oder ihn ungewollt mit Babypflegemitteln versorgen
- nachts waschen
- zum Baden in Reih und Glied antreten lassen (Waschstraße)
- den kranken Menschen im Intimbereich waschen, obwohl er es selbst kann

Essen und Trinken

- Ess- und Trinkhilfen vorenthalten, Essgewohnheiten missachten
- Plastik-Lätzchen oder -Geschirr anwenden
- die Nahrung einflößen oder stopfen, zu schnell «füttern»
- den Kranken hungern oder dursten lassen
- auf starren Essenszeiten bestehen
- den Speiseplan ohne Rücksprache festlegen

- das Essen unerreichbar hinstellen
- den kranken Menschen auf dem Nachtstuhl essen lassen oder das Essen reichen, während der Mitpatient «getopft» wird
- den Mund zu wenig oder zu viel pflegen
- routinemäßig passierte Kost geben
- die Zahnprothese vorenthalten oder nicht erneuern lassen
- den kranken Menschen zur PEG zwingen

Ausscheiden

- den kranken Menschen «drin sitzen» oder liegen lassen
- einen Dauerkatheter gegen seinen Willen anlegen
- Abführmittel anstelle von Diät anwenden
- an Abführtagen routinemäßig Stuhlgang erzwingen
- bei Stuhlinkontinenz den After mit Analtampons zustopfen
- auf dem Toilettenstuhl waschen, zu selten zur Toilette führen
- den kranken Menschen auffordern, es laufen zu lassen, er sei doch mit «Windeln» versorgt
- bei jedem Vorlagenwechsel intim waschen und abfrottieren
- die Vorlagen zu festen Zeiten wechseln

Sich kleiden

- Kleider einschließen
- Jogginganzüge, Morgenmäntel tagsüber gegen den Willen des Patienten anziehen
- ihn ungewollt mit Rollstuhlkleidern versorgen
- ihn nachts mit einem «Strampelsack» fixieren
- Miederwäsche verweigern, Kleider Verstorbener als Stationskleider einsetzen

Ruhen und Schlafen

- Mittagsschlaf verweigern oder zwei Stunden zum Mittagsschlaf zwingen
- Bewohner mit ständig neuen Programmen aktivieren
- dementer Person nach zehn Minuten Aktivierung keine Pause gönnen
- die Bewohner abends nicht beschäftigen, sondern direkt nach dem Abendessen ins Bett bringen
- ungewollt Schlafmittel anwenden
- ausschließlich Heimbettwäsche zulassen
- nachts den kranken Menschen mit der Taschenlampe anstrahlen
- zu früh wecken und nachts waschen

Sich beschäftigen

- Bewohner mit Kindergartenspielen verkindlichen, zum Basteln, Malen zwingen
- an der Tür nicht anklopfen oder zu schnell eintreten, ohne «Bitte» abzuwarten
- eigene Möbel zum Sperrmüll bringen und Heimmöbel durchsetzen

- nicht zur Beschäftigung anregen, einen starren Tagesablauf «durchziehen»
- ihn an der Teilnahme an Feiern hindern oder dazu zwingen

Sich als Frau oder Mann fühlen und verhalten

- Beziehungen zwischen alten Bewohnern verhindern
- Männer und Frauen auf verschiedenen Stationen trennen
- Einheitsfrisuren durchsetzen, Frauen ungewollt in Jogginghosen stecken
- das Schamgefühl bei der Intimpflege verletzen
- keinen Sichtschutz beim Baden oder Waschen anwenden
- alte Männer zum Kondom-Urinal oder Dauerkatheter zwingen zur Strafe z. B. gegen Selbstbefriedigung
- sich über sexuelle Äußerungen lustig machen
- den erigierten Penis beim Baden kalt abschrecken oder mit der Wurzelbürste reinigen; das gaben Pflegerinnen als Rache für sexuelle Belästigung zu

Für eine sichere Umgebung sorgen

- verwirrte Menschen mit Gurten, Bettgitter oder Beruhigungsmitteln fixieren
- Sicherheitsmaßnahmen entziehen, defekte Steckdosen nicht reparieren
- Kabel mitten im Zimmer als Stolperfalle liegen lassen
- das Vertrauen brechen, wenn Pflegende Verabredungen nicht einhalten
- Brille, Hörgerät oder Gehhilfen unerreichbar wegstellen, die Klingel wegnehmen
- den Boden zu feucht wischen und Wasserlachen stehen lassen
- zu kleine Uhren und Kalender nicht aktualisieren
- Handlauf auf dem Flur und Haltegriffe in Bad oder Toilette nicht anbringen

Soziale Bereiche des Lebens sichern

- den Pflegebedürftigen sich selbst überlassen
- ihn ständig beaufsichtigen
- Taschengeld verweigern
- ihn im Mehrbettzimmer mit Fremden zusammenlegen
- auf festen Besuchszeiten bestehen
- Außenkontakte einschränken, Einkäufe verweigern
- die Wünsche von Angehörigen vernachlässigen
- das Umfeld, z. B. die Zimmerdecke reizarm gestalten
- mit Radio oder Fernsehen dauernd berieseln
- den Musikgeschmack alter Menschen missachten
- zu Gesprächen oder Kontakten zwingen
- durch Routine, kahle sterile Umgebung menschliche Kälte verbreiten
- die Hausordnung rücksichtslos durchsetzen

Mit existenziellen Erfahrungen des Lebens umgehen

- sich nicht an der individuellen Biografie orientieren
- alte Fotos oder Bilder nicht aufhängen

- religiöse Bedürfnisse missachten
- zeitgeschichtlich, kulturell verständliche Gewohnheiten, Rituale nicht zulassen
- keine Hoffnung vermitteln
- plump optimistisch reagieren: «Das wird schon wieder!»
- Sorgen und Ängste alter Menschen nicht ernst nehmen
- Schmerzen mit Plazebos behandeln
- Gespräche über Sinn und Sterben abblocken oder negativ bewerten
- dem Erleben von Natur, Musik, Kunst als Möglichkeit der Sinnerfahrung keine Chance geben (nach DBfK/ZAG, 1994)

3.2.4
Gewalt durch freiheitsentziehende Maßnahmen nach § 63 StGB

Im Landeskrankenhaus wurden Kranke am häufigsten mit Bauchgurt oder an den Armen fixiert, meist zwischen 12 und 16 Stunden täglich (Hirsch/Vollhardt, 1997). Von den Fixierten waren 60 % dement und 20 % psychotisch. Als Gründe für eine Fixierung wurden am häufigsten Selbstgefährdung durch Schwindel, Unsicherheit beim Aufstehen und Sturzgefahr und am zweithäufigsten quälende, rastlose Unruhe, Agitiertheit, Störung von Mitpatienten und Sicherung von Sonde oder Infusion genannt, selten Fremd-, am seltensten Selbstgefährdung.

Nach eigener Erfahrung ist Fixierung in einigen Heimen mindestens so häufig; die am häufigsten angegebenen Gründe sind: Aufsichtspflicht; um Stürze zu verhindern; zur Sicherheit der Pflegenden.

Fünf bis zehn Prozent der Heimbewohner werden zeitweise mit Gurten fixiert (Kranich, 1998). Von 1000 Todesfällen ist einer durch Fixierung bedingt.

Freiheitsbeschränkung (§ 34 StGB) ist ein einmaliger und kurzfristiger Eingriff bei Einwilligung oder bei rechtfertigendem Notstand. Freiheitsentziehung (Art. 104 GG) geht über den Notstand hinaus oder wird wiederholt. Freiheitsberaubung (§ 239 StGB) behindert die Fortbewegung, wenn z. B. Gehhilfen weggenommen werden.

Einschränkung des Bewegungsspielraumes

Der äußere Bewegungsspielraum wird beschränkt durch Unterbringung in geschlossener oder geschützter Station nach dem Psychisch-Krankengesetz (Psych-KG) und durch Maßnahmen in offener Station: Einsperren durch Abschließen von Zimmer, Station, Haus mit Trick-, Geschicklichkeits-, Intelligenzschlössern, Zahlenkombinationen, schwer gängigen Türen, Täuschung über Verriegelung oder Zurückhalten an der Pforte oder Verbot, Zimmer, Station oder Haus zu verlassen oder Wegnehmen von Schuhen und Gehwagen (Freiheitsberaubung).

Freiheitsentzug beschränkt den äußeren Bewegungsspielraum durch Fixierung:

- mechanisch mit Bettgitter, Bettschürze, Schutzdecke, Pflegehemd, Geri-Stuhl (Stecktisch am Stuhl), Feststellen des Rollstuhls, mit Leib-, Arm-, Beinfesseln,

Magnetgurten, Setzen in tiefen Plüschsessel. Manche Juristen zählen magnetische Ortungs- oder Funkgeräte zu freiheitsentziehenden Maßnahmen
* Chemisch beschränkt die Ruhigstellung mit Neuroleptika und Benzodiazepinen den inneren Spielraum. Sedierung zur Vorbeugung gegen Unruhe ist verboten.

Klie und Lörcher (1994) zählen zu den freiheitsentziehenden Maßnahmen noch die Zwangs- oder Sondenernährung, Katheterisieren, Arztwahl durch das Heim, Weitergabe von Diagnosen an Dritte und Taschengeldverwaltung.

Zwingen Pflegende psychisch mit Drohungen oder machen sie einen Kuhhandel: «Wenn Sie die Tabletten nehmen, gehen wir spazieren.» Fixierung macht Kranke aggressiver.

Begründung der Fixierung als Gegenaggression?

Fixierung wird häufig gerechtfertigt mit:

* Sturzgefahr, in neun von zehn Fällen, was seit Mai 2005 verboten ist
* Schwindel, Unruhe und Weglaufen als Gegenaggression
* Sondensicherung und mit Fremd- und Selbstgefährdung.

Andere Begründungen reichen nicht aus: z. B. ärztliche Verordnung, Wunsch der Angehörigen, Disziplinierung bei Abwehr der Pflege, Verhaltensstörung, Wahn, Personalmangel: Je weniger Personal auf der Station ist (nachmittags und abends), umso häufiger wird fixiert. Diagnosen als Fixierungsgrund sind Demenz in 63 %, Verwirrtheit in 16 % und akute Psychose in 13 %; ist Fixierung Gegenaggression?

Gerichtliche Genehmigung entfällt, wenn ein Einwilligungsfähiger zustimmt oder wenn ein Nichteinwilligungsfähiger im Notfall, bei Notwehr oder bei rechtfertigendem Notstand zur Abwendung von Gesundheits- und Lebensgefahr nicht länger als 24 Stunden fixiert werden muss oder wenn der Patient zivilrechtlich untergebracht ist.

Notwendigkeit freiheitsentziehender Maßnahmen

Pflegende sollten abwägen, ob freiheitsentziehende Maßnahmen nötig sind und genehmigt werden müssen: Einmalige Fixierung unter 24 Stunden ist ohne Genehmigung zulässig, wenn ein einwilligungsfähiger Kranker sich schriftlich einverstanden erklärt oder wenn Pflegende einen Einwilligungsunfähigen akut nicht über 24 Stunden fixieren (z. B. als Notwehr bei Fremd- oder Selbstgefährdung), Fixierung ein Mittel des kleinsten Eingriffs bleibt und das Fixierungsprotokoll Gründe, Art und Zeitdauer sorgfältig dokumentiert. Der Nutzen der Fixierung muss höher sein als der mögliche Schaden. Wenn ein Einwilligungsunfähiger regelmäßig oder dauerhaft fixiert werden soll, müssen Bevollmächtigter oder Betreuer einwilligen und es dem Amtsgericht mitteilen, das die Fixierung überprüft und genehmigt. Wenn Bevollmächtigter oder Betreuer fehlen, muss ein rechtfertigender Notstand unmittelbar dem Amtsgericht mitgeteilt werden, das die Fixierung überprüfen muss. Freiheitsentziehende Maßnahmen sind strafrechtlich eine Freiheitsberaubung (§ 239 StGB), wenn sie Patienten/Bewohner der Fortbewegungsfreiheit berauben.

Sanfte Gewalt durch Neuroleptika

Nach meiner Untersuchung im Auftrag der Kontaktstelle für praxisorientierte Forschung der EFH Freiburg (Klie/Pfundstein, 2005) zum Thema «Pflege ohne Gewalt» wurde eine Stichprobenerhebung ausgewertet: Von 1719 Heimbewohnern der 15 Caritas-Träger-Alten- und Pflegeheime in Köln wurden 535 mit Psychopharmaka behandelt, d. h. 31 %, in anderen Heimen sind es noch über 50 %. Zwei Drittel der mit Psychopharmaka Behandelten erhielten Neuroleptika zur Ruhigstellung, wenig Benzodiazepine und Antidepressiva. Das ist ärztlich zu verantwortende sanfte Gewalt, bei der der Bewohner nicht einmal spürt, dass ihm Gewalt angetan wird. In Fortbildungen hört der Autor oft: «Bei uns gibt es so etwas nicht!» Wenn Neuroleptika nur zur Ruhigstellung ohne andere therapeutische Indikation verordnet werden, d. h. die Einschränkung der körperlichen Bewegungsfreiheit beabsichtigt ist, ist diese Verordnung nicht einmal genehmigungsfähig, d. h. verboten. Wenn Neuroleptika therapeutisch indiziert sind, z. B. bei Halluzinationen oder Wahn, und die nicht beabsichtigte Bewegungseinschränkung als Nebenwirkung in Kauf genommen werden muss, ist bei Dauerbehandlung die Einwilligung des Patienten oder ein Gerichtsbeschluss erforderlich (§ 1906 Abs. 4 BGB; Klie/Pfundstein, 2005).

Dauerbehandlung mit Neuroleptika bei herausforderndem Verhalten von Demenzkranken kann zur gefährlichen Pflege werden. Neuroleptika verursachen Schwindel und Stürze. Nach einem Sturz wird der Kranke oft mit Bettgittern oder Neuroleptika fixiert. Diese können Aggressivität, Verwirrtheit, Dekubitus durch Immobilität und Schluckstörungen bis Aspirations-Pneumonie als Haupttodesursache bei Demenzkranken fördern. Wenn Pflegende aus Angst vor Aufsichtspflichtverletzung d. h. vor Stürzen fixieren, gefährden sie den Kranken und üben Gewalt aus.

Neuroleptika können alten kranken Menschen schaden, wenn die Dosis höher als die Hälfte der im Beipackzettel angegebenen Erwachsenendosis ist oder zwei und mehr Neuroleptika verordnet werden, weil die individuelle Verträglichkeit nicht berücksichtigt wird. Wechselwirkungen der trizyklischen Neuroleptika (z. B. Atosil, Melleril, Neurocil) mit trizyklischen Antidepressiva (z. B. Amitriptylin) können ein Delir auslösen und Demenzsymptome verstärken. Die Nebenwirkungen der Neuroleptika sind Parkinsonsymptome mit Sturzgefahr, Akathisie (Sitz-, Stehunruhe), Unruhe, Somnolenz, Depression, Ohnmachtsneigung und Inkontinenz (Möller/Laux, 2003). Ganzheitliche Bezugspflege kann die sanfte Gewalt durch Neuroleptika einschränken.

Pflege ohne Fixierung

Pflegende sollten geschult werden, Fixierung nicht als alleinige Schutzmaßnahme gegen Sturzgefahr oder gegen herausforderndes Verhalten von Demenzkranken,

z. B. Unruhe, Schreien oder Aggressivität, sondern Alternativen einzusetzen, Verwirrte wertzuschätzen und ihren Bewegungsspielraum zu erweitern.

Pflegende können Fixierungen reduzieren mit dem Expertenstandard der Sturzprophylaxe. Sie erfassen die individuellen Sturzrisikofaktoren:

- des Patienten: in den letzten Wochen gestürzt, seh-, gehgestört, benommen durch Neuroleptika oder Benzodiazepine, verwirrt, depressiv, ängstlich, dranginkontinent
- der Umgebung: ungeeignete Hilfsmittel oder Schuhe, schlechte Beleuchtung, Kabel, Teppiche, nasser oder glatter Fußboden oder wackelige Möbel.

Pflegende informieren und beraten den Kranken und seine Angehörigen, entwickeln einen individuellen Maßnahmenplan, dokumentieren und analysieren jeden Sturz, motivieren zu Aufsteh-, Gleichgewichts- und Gehübungen, verhüten Unfälle mit Haltegriffen in Bad und WC, mit abgesenkten («Pflegenest») oder Halbgitterbetten, mit Hüftprotektoren, Antirutsch-Hausschuhstrümpfen, Antirutsch-Sitzauflagen oder Sitzspreizhosen (Rissmann/Guerra, 2006).

Elektronische Überwachungssysteme, die vom Amtsgericht genehmigt werden müssen, geben Demenzkranken und Pflegenden mehr Sicherheit, z. B. Türsicherung mit individueller Alarmfunktion (Chip als Arm-, Fußband oder in Kleidung löst beim Durchgehen Alarm in der Personensuchanlage aus), Fußmatten als Bewegungsmelder, Bettsensoren unter der Matratze lösen Alarm bei Druckentlastung aus, Lichtschranken und Bewegungssensoren können Licht einschalten (Funk, 2006).

Pflegende sollten im Team reflektieren und gemeinsam darum ringen, ob Zwangsmaßnahmen vermeidbar (bei Psychosen nicht), ein Armutszeugnis der Hilflosigkeit oder Ersatz für Personal sind, weil Träger sparen.

Die zahlreichen Beispiele von Gewalt in Äußerungen, in der Entwertung Demenzkranker und in den ABEDLs können Pflegende sensibilisieren, Gefährdungen durch eigene Aggressivität früh wahrzunehmen und zu verhindern. Freiheitsentziehende Maßnahmen mit Einschränkung des Bewegungsspielraumes sind zu begründen, auch wenn sie manchmal nötig sind. Die sanfte Gewalt durch Dauerbehandlung mit Neuroleptika kann zur gefährlichen Pflege werden. Sturzprophylaxe mit Expertenstandard, Hüftprotektoren, Schulung und elektronische Sicherungssysteme reduzieren Fixierung.

3.3
Einteilung der von Pflegenden ausgehenden Gewaltformen

AltenpflegerInnen sind nicht nur von Fremdgewalt bedroht, sondern auch von eigener Gewalt, d. h. sie können aggressiv Gewalt gegen Pflegebedürftige ausüben. Subtilere Gewaltformen wie überfürsorgliche Pflege werden weniger wahrgenommen, wenn z. B. Pflegende dem Kranken gegen seinen Willen etwas aufzwingen, am häufigsten beim morgendlichen Waschen, beim Essenreichen oder bei dauerndem Klingeln.

3.3.1
Psychische Gewalt gegen alte kranke Menschen

Eine Pflegende sagte in der Supervision: «Ich war so überfordert, dass ich mich von meiner Wut bedroht fühlte. Ich musste schnell aus dem Zimmer, um den Patienten vor meiner Wut zu schützen.»

Am häufigsten üben Pflegende psychische Gewalt gegen alte kranke Menschen aus, wenn sie sie beleidigen (§ 185 StGB), d. h. verbal misshandeln, wenn sie sie infantilisieren, duzen, als unwichtig erniedrigen oder ablehnen, entpersönlichen, ignorieren oder Gespräche abblocken, dehumanisieren, wenn sie sie abwerten, ihre Privatheit verletzen, sie bloßstellen, beschämen oder verspotten, ihren Willen einschränken, sie einschüchtern oder ihnen drohen, sie beschimpfen, beschuldigen, ihnen Vorwürfe machen oder befehlen, sie anschreien, ärgern, täuschen oder verwirren.

3.3.2
Körperliche Gewalt

Körperliche Gewalt ist selten, aber oft subtil, z. B. indem kranke alte Menschen fixiert werden, Pflegende ihnen die Klingel wegnehmen, ihnen ungewollt Schmerzen zufügen, sie im Schlaf stören, hungern, dursten oder frieren lassen, zum Essen oder zu Aktivitäten zwingen, ihnen Schmerzmittel verweigern oder Medikamente gegen ihren Willen geben oder Selbstbefriedigung mit Dauerkatheter bestrafen.

3.3.3
Soziale Gewalt

Pflegende üben soziale Gewalt aus, wenn sie einen kranken Menschen ein- oder aussperren, ihn isolieren oder eine Zwangseinweisung leichtfertig veranlassen oder Besuchszeiten einschränken.

3.3.4
Fürsorgliche Gewalt

Überfürsorglich Pflegende erdrücken den Pflegebedürftigen, nehmen ihm seine letzte Selbständigkeit und Autonomie mit der Scheinbegründung, sie wüssten, was für ihn gut sei.

3.3.5
Vernachlässigung alter Pflegebedürftiger

Pflegende vernachlässigen den Kranken passiv, wenn sie z. B. Trinken und Umlagern vergessen, und aktiv, wenn sie ihn absichtlich liegen lassen, Hygiene- und Vorlagenmangel nicht beseitigen.

Schneider (2005) beschreibt folgende Gewaltformen gegen Heimbewohner:

Physische Gewalt: Handgreiflichkeiten, Schubsen, Immobilisieren, Fixieren, falsche Medikamente, Überdosis, Psychopharmaka ohne Einwilligung, künstliche Ernährung wider Willen, Dauerkatheter

Psychische oder emotionale Gewalt: Drohungen, Beleidigungen, Befehle, rüder Umgang, Duzen, Klingel außer Reichweite, Erpressungen, oberflächliche Zuwendung, nachts Waschen, Bedrängen, Einschüchterungen, Verharren auf der Expertenrolle, den Tod prophezeien, unsensibler Umgang mit Sterbenden

Finanzielle Gewalt: Drängen zu Geschenken oder zu Testamentsänderung

Vernachlässigung: Hilfe unterlassen, Nahrung, Kleidung oder Hygiene vorenthalten, in Ausscheidungen liegen lassen, Toilettengang, Wärme oder Pflege verweigern, Arzt nicht benachrichtigen

Freiheitsbeschränkung: Bettgitter, Einsperren, Einschließen, Isolieren, Verlegen, Zivilrechte behindern

Strukturelle Gewalt: Personalmangel, Frühstückszeiten des Personals, rigide Zeitpläne für Essen, Schlafen, Wecken oder Besuche, fester Tagesplan, der nicht an den Bedürfnissen der Bewohner orientiert ist, Verbot von Beziehungen, Störung von Lebensraum und Privatsphäre.

Pflegende in Heimen geben zu, einmal jährlich in 40 % psychische Gewalt und in 10 % körperliche Gewalt anzuwenden.

> In der Altenpflege ist passive Gewalt (z. B. Vernachlässigung) häufiger als aktive, psychische häufiger als körperliche und indirekte häufiger als direkte.

3.4
Patiententötungen durch Pflegende

Wenn Pflegende zu Mördern werden, hat es Folgen: Vertrauensbruch bei Kranken und Angehörigen. Stephan Harbort (zitiert nach Sowinski, 2006) unterscheidet die Serienmörder:

- Raubmörder töten aus Habgier.
- Beziehungsmörder töten im Freundeskreis, um sich aus Beziehungen zu lösen.

- Dispositionsmörder töten aus unterschiedlichen Bedürfnissen.
- Auftragsmörder führen Morde gegen Bezahlung durch.

Pflegende sind Gesinnungsmörder: Sie töten nicht wegen des Geldes, sondern begründen ihre Tat ideologisch: «Ich habe aus Mitleid getötet.»

Im Jahre 1976 wurde der Krankenpfleger Rudi Z. aus Wuppertal verurteilt wegen vier versuchter und zwei vollendeter Morde in einem Altenheim. Er wurde als neurotisch-psychopathische Persönlichkeit mit extremem Geltungsdrang begutachtet.

Im Jahre 1981 wurde der Krankenpfleger Reinhard B. in Rheinfelden wegen siebenfacher Körperverletzung mit Todesfolge auf der Intensivstation bestraft. Die Gutachter beurteilten seine Persönlichkeit als schwankend zwischen Minderwertigkeitsgefühl und Selbstüberschätzung.

Im Jahre 1989 wurde die Krankenschwester Michaela R. aus Wuppertal wegen Totschlags in fünf Fällen, Tötung auf Verlangen in einem Fall sowie fahrlässiger Tötung und versuchten Totschlags auf der Intensivstation verurteilt. Sie habe ein ausgeprägtes Helfersyndrom mit mangelndem Selbstwertgefühl.

Im Jahre 1991 wurden im Lainzer Krankenhaus in Wien vier Pflegehelferinnen wegen 39 Morden zur Rechenschaft gezogen. Sie hatten auch Selbstwertprobleme.

1993 wurde der Krankenpfleger Wolfgang L. wegen Totschlags in zehn Fällen in der Psychiatrie in Gütersloh verurteilt. Er galt als verschlossen, empfindungsarm mit Selbstwertproblemen.

Anfang der 1990er Jahre tötete eine ungelernte Pflegehelferin in der ambulanten Pflege in Köln aus Habgier sechs über 80-Jährige mit einer Medikamenten-Überdosis.

Im Jahre 2005 wurde der Pfleger Roger A. verurteilt, weil er 27 pflegebedürftige, meist demenzkranke Menschen mit Beruhigungsmitteln oder mit einem Plastiksack aus Mitleid oder Überforderung getötet hatte.

Im Jahre 2006 wurde die Pflegeassistentin Michaela G. als «Todesengel von Wachtberg» bestraft, weil sie neun Heimbewohnerinnen erstickte.

Seit 2006 steht der Krankenpfleger Stefan L. vor Gericht, weil er 29 Patienten in der Klinik Sonthofen mit einer Medikamentenmischung zu Tode spritzte.

Die Tötungen gehen von Einzelpersonen aus. Die Vermutung, dass Pflegende bei starken Überlastungen töten, ist nicht belegbar. Die Motive sind nach Beine (1998) nicht in der Befindlichkeit des Opfers (Tötung aus Mitleid), sondern in der Person des Täters zu suchen: Es sind Einzelgänger, die isoliert und unfähig waren, im Pflegeteam zurechtzukommen, Gefühle zu äußern und Konflikte zu bewältigen.

Vorbeugend anzusprechen sind die Themen «Therapieabbruch und Sterbehilfe», persönliche Belastungsgrenzen mit Belastungsanzeige ohne Sanktion und Beziehung zum Kranken als Frühwarnsystem. Wer Macht über Leben und Tod hat, bedarf der Kontrolle (Sauter, 2003).

3.5
Gewalt- und Aggressionsbedingungen bei Pflegenden

Nachfolgend werden zunächst die Aggressionsbedingungen in der Person des Angreifers respektive des Opfers beschrieben. Die Aggressionsbedingungen im situativen Kontext wurden in Kapitel 2 als strukturelle Gewalt dargestellt. Dazu kommen z. B. noch weitere Aspekte.

3.5.1
Aggressionsbedingungen in der Person des Täters

Manche Pflegende setzen ihre Aggression instrumentell ein, um sich durchzusetzen. Während körperliche Aggressionsbedingungen seltener sind, überwiegen psychische Hintergründe. Bei einigen Pflegenden spielen niedrige Frustrationstoleranz und erhöhte Kränkbarkeit eine ähnlich wichtige Rolle wie bei der Aggressivität der alten Kranken.

Körperliche Bedingungen
Erregungsquellen können Dauerstress, Appetitzügler, zu viel Kaffee, erhöhter Blutdruck, prämenstruelles Syndrom, Lärm und Übermüdung sein.

Psychische Hintergründe

Die Lerngeschichte: Wer Gewalt in der eigenen Familie an aggressiven Elternvorbildern gelernt hat oder in der Partnerbeziehung Gewalt erfährt und wer im Beruf erlebt hat, dass aggressive Vorgesetzte Erfolg haben, kann unter Umständen diese Vorbilder nachahmen.

Zu hohe Ideale: Dass eine Pflegende Wut nicht äußern, Schwäche nicht zeigen, Ekel nicht zulassen dürfe, kann zu Dauerfrust und zu Aggressionen beitragen. Noch ist die Tyrannei des Berufsideals weit verbreitet: Pflegende müssten selbstlos, gehorsam, hingebend, opferwillig, sanftmütig, friedfertig, immer freundlich, belastbar sein, sich stets beherrschen und verleugnen, dürften in ihren Stimmungen nie schwanken noch gekränkt oder erschöpft sein oder gar krank werden. Sie sollten alles verstehen, jedes Problem rasch lösen und jede Strapaze gelassen ertragen können. Sie sollten perfekte Pflegende sein, sonst hätten sie sich als Versager zu fühlen. Das perfektionistische Berufsideal führt zu Angst vor Versagen und Kritik, und die dauernde Überforderung senkt die Aggressionsschwelle.

Angst: Aggressionen können angstmotiviert sein – anders ausgedrückt: Angst kann Aggressionen auslösen. Pflegende haben Angst, von anderen kritisiert, gekränkt oder abgelehnt zu werden, aber auch Angst davor, mit Verwirrtheit, Verzweiflung, Suizidandrohung, Sucht, Wahn, Apathie und mit den Aggressionen der kranken Menschen nicht fertig zu werden. Sie haben Angst vor eigener Schwäche; je hilfloser alte Menschen stöhnen, umso bedrohter und zu Stärke provoziert fühlen sie sich (hilflose Wut); sie haben Angst vor Verletzung der Aufsichtspflicht, so dass sie fixieren. Das Greisengesicht löst nicht wie das Kindchenschema einen Pflegeinstinkt aus (Dießenbacher/Schüller, 1993). Wenn Pflegende ihre Angst mit Gewalt abwehren und danach die Angst nachlässt, werden sie öfter Angst durch Aggressionen abzubauen versuchen.

Leichte Kränkbarkeit: Auf Überlastung und Ängste kann leichte Kränkbarkeit folgen. Pflegende fühlen sich schnell in ihrem Selbstwertgefühl («narzisstisch») gekränkt, wenn Vorgesetzte oder Angehörige Macht ausüben, indem sie Schuldgefühle verursachen. Aus der Kränkung kann narzisstische Wut folgen. Pflegende fühlen sich besonders in der Pflege dementer Personen als Verlierer, wenn sie von Heimaufsicht, MDK, Angehörigen oder von Pflegedienstleitern kritisiert werden, weil sie z. B. die Bürokratisierung nicht unterstützen oder den hohen Ansprüchen der Angehörigen nicht gerecht werden können. Diese im Selbstwertgefühl verletzten Helfer können traurig und in ihrer Trauer aggressiv werden.

Scham: Pflegende fühlen sich beschämt, wenn sie in Heimen zu Objekten ihrer Kunden instrumentalisiert werden, wenn sie durch den allgegenwärtigen Tod in ihrem Urvertrauen erschüttert sind und ihre Angst vor dem Sterben nicht binden können. Pflegende fühlen sich in der Beziehungspflege nicht anerkannt, entwertet und in ihrem Gerechtigkeitsgefühl verletzt, so dass sie um Anerkennung kämpfen zu müssen glauben. Pflegende verurteilen sich selbst («mit mir kann man es ja machen»), sind überzeugt, dass ihnen Unrecht geschieht, verschließen sich der Kritik, so dass ihr Gewissen Gewalt rechtfertigen kann, um ihre Ehre wieder herzustellen (Gröning, 2003).

Hilflosigkeit gegenüber dem unendlichen Leid in der Pflegebedürftigkeit und die Konfrontation mit dem ständigen Sterben, ohne die Möglichkeit zu trauern, kann zu Angst vor Versagen, zu Schuldgefühlen und zu hilfloser Wut führen. Erschwerte Kommunikation mit dementen Personen führt zu gegenseitigen Missverständnissen und verstärkt Misstrauen, bis sich hilflose Pflegende nicht anders zu helfen wissen, als sich mit Gewalt durchzusetzen.

Burn-out: Bedrohungsgefühle können zu einem Burn-out-Syndrom führen, das wiederum (vgl. S. 99) zu Aggressionen beitragen kann. Wenn Pflegende unzufrieden und ausgebrannt sind und es als Belastung erleben, zu hohen Ansprüchen nicht gerecht werden zu können, kann der Dauerfrust, als «Mülleimer» missbraucht zu werden, zu Gewaltbereitschaft beitragen. Ein Burn-out zeigt sich in der Anspannung: «Ich gebe mein Letztes.», im Rückzug: «Ich kann nicht mehr.» oder in der Arbeit auf Sparflamme: «Ich kann nur noch das Nötigste.» Wenn Pflegende ständig unter Zeitdruck arbeiten, kann ihre Überlastung bedrohlich werden, d. h. sie können in Gewalt entgleisen; wenn beispielsweise ein vernachlässigter Bewohner sich aggressiv wehrt, drohen Pflegende, schreien oder rechtfertigen Pflegegewalt, weil sie die Aggression Verwirrter nicht ernst nehmen, so dass sie ihre Gegenaggression verharmlosen, weil die demente Person nichts mehr mitkriege.

Soziale Gründe

Rollenkonflikte: Wenn an die gleiche Rolle widersprüchliche Erwartungen gestellt werden und derartige Rollenerwartungen unvereinbar sind, entstehen Rollenkonflikte, die Aggressivität fördern können; der Bewohner erwartet z. B. Zuwendung, die Kollegen schnelles, der Träger sparsames Arbeiten und die Angehörigen Kundenorientierung.

3.5.2
Aggressionsbedingungen in der Person des Opfers

Das Opfer ist nach Görgen (1999) sehr alt, unsauber, stark pflegebedürftig, hinfällig, dem Tod nahe, ein schwieriger, unzufriedener Bewohner, der Widerworte, Kritik oder freche Antworten äußert oder verwirrt ist. Das Opfer ist häufig depressiv oder dement und dadurch erhöht kränkbar (vulnerabel). Es versucht, Mitarbeitern seinen Willen aufzuzwingen, ohne die Situation des Personals zu berücksichtigen, greift die Pflegenden an, beschimpft sie, erschwert Pflegearbeit absichtlich, ist undankbar.

Provokation durch alte Kranke wird von Pflegenden immer wieder als Auslöser und zur Rechtfertigung ihrer Aggression angegeben. Sie schreiben dem Kranken bösartiges Verhalten zu und erwarten Zustimmung der Kollegen, weil sie sich als Opfer fühlen, so dass sie Verantwortung ablehnen und Schuldgefühle verdrängen können.

3.5.3
Aggressionsbedingungen im situativen Kontext

Zu den strukturellen Voraussetzungen der Gewalt (s. Kap. 2) kommen noch weitere Pflegeaspekte, z. B.:

Erfolglose Endlospflege
Wenn Pflegende beispielsweise nicht gelernt haben, auch unscheinbare Zeichen der Bewohner als Dank anzunehmen, wenn sie als Pflegeziel Lebensverlängerung anstreben, anstatt das Wohlbefinden zu verbessern, fühlen sie sich entmutigt.

Einsamkeit in der Pflege
Viele Pflegende haben zunehmend das Gefühl, in ihrem Bemühen um menschliche Pflege von Trägern und Heimleitern allein gelassen zu werden; einsam, weil nur wenige Mitarbeiter sich solidarisch zeigen, indem sie sich z. B. beim Träger über strukturelle Mängel beschweren, weil sie Angst haben, ihren Job zu verlieren.

Einsam fühlen sich Pflegende, wenn sie sich nicht über ihre Gefühle austauschen können oder wenn sie nach dem Tod eines liebgewordenen Bewohners weinen und zu hören bekommen, sie seien nicht «abgebrüht» genug oder hätten ihren Beruf verfehlt. Wird Aggression im Heim tabuisiert, so dass Pflegende Gewalt anderer Mitarbeiter verschweigen aus Angst davor, als Nestbeschmutzer den Job zu verlieren?

Zwangsnähe

Wenn Pflegende aus Personalmangel gezwungen werden, die Pflege durchzuführen, obwohl ihnen übel wird (vgl. Dießenbacher/Schüller, 1993), wenn sie den alten kranken Menschen trotz Distanzbedürfnis oder trotz Ekel vor dem Geruch intim berühren müssen, kann dieser Widerwille zu Pflegehass als Vorstufe von Gewalt eskalieren.

> Die Aggressionsbedingungen bei Pflegenden liegen:
>
> - in der Person des Angreifers: in körperlichen und psychischen Gründen wie Lerngeschichte, zu hohe Ideale, Angst, Kränkbarkeit, Scham, Hilflosigkeit und Burn-out sowie in sozialen Rollenkonflikten
> - in der Person des Opfers: Schwierige, Verwirrte, Depressive können provozieren.
> - im situativen Kontext: strukturelle Gewalt, erfolglose Endlospflege, Einsamkeit und Zwangsnähe in der Pflege.

Kapitel 4
Interaktionelle Faktoren von Gewalt

4.1
Gewaltfaktoren in der Interaktion mit alten kranken Menschen

Nicht immer ist eindeutig festzustellen, wer Täter und wer Opfer ist; jeder kann in der Interaktion Täter und Opfer werden, besonders in engen oder verstrickten Beziehungen. Pflegende sind oft leichtgläubige Opfer, die dem «weisen» alten Menschen aggressives Handeln nicht mehr zutrauen. Einige Pflegende provozieren durch Hektik oder unbewusst, weil sie in der pflegebedürftigen alten Frau im Sinne einer Übertragung ihre nörgelnde Mutter wiederzuerkennen glauben. Masochistische Opfer sind selten: Sie ziehen einen Gewinn daraus, bemitleidet und bedauert zu werden, wenn sie wieder Opfer geworden sind. Unbewusst provozieren masochistische Opfer einen sadistischen Täter, meist einen patriarchalischen alten Mann.

Altenpfleger werden nicht selten das falsche Opfer, wenn der Bewohner z. B. die Tochter oder den Sohn meint, über die er sich gerade geärgert hat. Pflegende sollten sich wehren, wenn sie mit Worten angegriffen werden, zurückschlagen dürfen sie nie, außer in Notwehr.

Die Eskalation der Aggression beginnt mit einem Machtspiel: wenn der Kranke inkontinent ist, Waschen oder Essen verweigert, rechtfertigen Pflegende Gewalt, indem sie dem Kranken trotziges, widerspenstiges oder bösartiges Verhalten zuschreiben und ihn zwingen; mit andern Worten: Pflegende lassen sich provozieren und erwarten Erfolg und Zustimmung anderer Mitarbeiter. Opfer sind Kranke, die dement oder depressiv sind oder als stur, uneinsichtig oder Hilfe fordernd eingeschätzt werden. Die Erfahrung zeigt, dass Kranke, die Pflegende anerkennen, loben und dankbar sind, seltener Opfer von Gewalt werden.

«Wer hat angefangen?» ist oft eine nicht mehr zu klärende Frage. Jeder beurteilt das Verhalten anders, jeder behauptet, dass der andere im Unrecht ist, erklärt den anderen zum Täter und sich selbst zum Opfer: Wenn sich der Kranke behauptet oder schimpft, fühlen sich Pflegende bedroht und beurteilen das Verhalten des Kranken als unangemessen aggressiv, aber das eigene Verhalten als nicht aggressiv. Wenn der Pflegende reagiert und droht, bewertet er sein Verhalten als angemessen. Der Kranke fühlt sich bedroht und hält das Verhalten des Pflegenden für unangemessen und aggressiv und reagiert mit Schimpfen und Drohen, beurteilt aber seine Reaktion als angemessen und nicht aggressiv. Der Teufelskreis beginnt von neuem. Jeder erklärt den anderen zum Täter. Die Frage, wer angefangen hat, ist müßig.

4.1.1
Interaktionelle Gewalt aus kommunikativer Sicht

Täter und Opfer versuchen sich gegenseitig mit aggressiven Aussagen abzuwerten:

- Im Beziehungsaspekt senden sie eine abwertende, herabsetzende oder beschuldigende Botschaft: «Du bist schuld», «… der Letzte», «… dumm», «… krankhaft!»
- Im Appell drücken sie auch ohne Worte aus: «Gib zu! Bekenne Dich schuldig!»
- In der Selbstoffenbarung stellen sie sich unverletzlich dar: «Ich bin obenauf.»

Wenn eine aggressiv-entwertende Person einen selbstlosen Helfer trifft, ergibt sich ein Teufelskreis (Schulz von Thun, 1988: 102): Wenn der Aggressiv-Entwertende den anderen erniedrigt, ihn fertig macht und der selbstlose Helfer sich in seiner Nichtigkeit bestätigt fühlt, sich duckt, reagiert der Entwertende verächtlich. Wenn der Selbstlose sagt: «Der Klügere gibt nach», demonstriert er damit auch seine moralische Überlegenheit, und der Entwertende kann sich kurz provoziert fühlen.

Der aggressiv-entwertende Pflegende sollte lernen, sich über seine Gefühle klar zu werden; denn eine klärende Aussprache setzt eine Selbstklärung voraus: «Was hat das mit mir zu tun?» «Warum kann ich den anderen im Augenblick so schlecht ertragen?» «Wenn mich am anderen etwas aufregt, dann hat es mit mir selbst etwas zu tun!» «Welche Gefühle löst der andere in mir aus?» «Fühle ich mich gekränkt/verletzt/abgewertet/verlegen?» Nach der Selbstklärung könnte der entwertende Pflegende aufhören, Du-Botschaften zu senden, und anfangen, mit ehrlichen, authentischen Ich-Aussagen zu sprechen, ohne den anderen für seine Gefühle verantwortlich zu machen: «Ich fühle …», «… bin enttäuscht/sauer/ wütend.» So könnte der Abwertende lernen, den anderen zu respektieren, ihn vorbehaltlos zu akzeptieren und zu achten; diese Forderung können Pflegende, aber demente Personen nicht mehr erfüllen.

Selbstlose Pflegende können lernen, ihre Aggression als Energie für sich einzusetzen, d. h. sich Respekt zu verschaffen, sich zu behaupten, nein zu sagen und sich selbst zu achten. Helfer lassen sich oft von hilflosen Kranken provozieren. Ein depressiver Patient teilt z. B. mit:

- im Inhaltsaspekt: «Ja, aber es hat nichts genützt/nicht geholfen.»
- im Beziehungsaspekt: «Sie können mir auch nicht weiterhelfen.»
- im Appell: «Strengen Sie sich mehr an!»
- in der Selbstoffenbarung: «Ich bin so schlimm dran!».

Auf diese Aussagen kann der Pflegende frustriert, verdeckt wütend reagieren und gereizt (Rat-) Schläge erteilen, die den depressiven Menschen wieder demütigen (Schulz von Thun, 1988: 85).

Der hilflose depressive Mensch kann lernen, Selbsthilfekräfte zu erkennen, und der Helfer kann lernen, den Kranken herauszufordern, statt ihn überzubehüten, sich abzugrenzen, statt sich in seine Hilflosigkeit einbeziehen zu lassen und Anteil zu nehmen, statt gleichgültig zu reagieren oder aggressiv Ratschläge zu erteilen.

4.1.2
Interaktionelle Gewalt als Machtspiel?

Bei Angst vor Autoritäten fühlt sich der kranke Mensch ohnmächtig. Wenn er in seinem Kontrollbedürfnis frustriert wird, versucht er Macht auszuüben. Die Missverständnisse nehmen zu, wenn Pflegebedürftiger und Pflegender die Kommunikation vermeiden. Ein aggressiver Bewohner bekommt Schuldgefühle, die er verdrängt, oder er versucht, sich zu rechtfertigen, reflektiert eigenes Verhalten nicht, sondern schreibt sein aggressives Verhalten dem Pflegenden zu, um selbst Macht auszuüben. Besonders Bewohnern, die im Beruf oder in der Familie gewohnt waren, mit Macht über andere zu bestimmen, fällt es schwer nachzugeben.

4.1.3
Konflikteskalation bis zur Gewalt

Pflegende und Pflegebedürftige können sich gegenseitig in einer **Gewaltspirale** hochschaukeln: Pflegende sollten bei sich selbst wahrnehmen, wenn sie verständnislos, kalt, unbeteiligt, gleichgültig gegenüber dem Leid des Bewohners bleiben, nicht mehr zuhören oder zynisch reagieren, ihrer Arbeit überdrüssig sind und sie widerwillig ausführen, die Pausen überziehen und am freien Wochenende aufblühen. Wenn sie für eigene negative Gefühle und für belastende Gefühle der alten Kranken schwingungsunfähig und unempfindlich werden und für ihr Leid abstumpfen, brauchen sie Abstand im Urlaub, Besinnung oder Aussprache im Team oder in einer Supervision; denn wenn Pflegende demoralisiert, «abgebrüht» werden, wächst ihre Bereitschaft, aggressiv zu reagieren, zu verrohen oder Gewalt anzuwenden. Wenn sich Pflegebedürftige frustriert, nicht verstanden, ja gekränkt fühlen, können sie aggressiv werden. Wenn ihre Aggression auf die Aggressionsbereitschaft der Pflegenden trifft, verstärken sie sich gegenseitig in einer Gewaltspirale auch ohne bewusste Eskalation.

Konflikte können zu Gewalt eskalieren; Rupp und Rauwald (2004) beschreiben folgende neun Stufen der Eskalation (verändert):

1. Entdifferenzierung der Ausdrucksmittel (z. B. lautes Reden)
2. verhärtete Standpunkte?
3. Druck mit Ultimatum oder Verweigerung, zunehmendes Misstrauen
4. Bruch von Kommunikationsregeln wie nicht zuhören, entwerten, beschimpfen

5. Bruch von Vereinbarungen und Loyalität, Missachtung von Abmachungen
6. Drohung, Einschüchterung und Sachbeschädigung
7. Tätlichkeiten wie Kratzen, Schubsen als begrenzte Vernichtungsschläge
8. Körperverletzung wie Schlagen, Fußtritte
9. gefährliche Gewalt mit Waffen.

4.1.4
Interaktionelle Gewalt aus tiefenpsychologischer Sicht

Streit beginnt nicht nur in Pflegebeziehungen oft um Nichtigkeiten; dabei geht es um das Selbstwertgefühl, um Scham und Angst vor Niederlagen zu verbergen und zu meiden. Aus einer unerträglichen Kränkung und aus der Ohnmacht, den anderen nicht unter Kontrolle zu haben, ihn nicht nach eigenen Vorstellungen ändern zu können, folgt eine narzisstische, gekränkte oder hilflose Wut. Im Streit schreibt der eine eigene ungeliebte Selbstanteile dem Streitpartner zu, um sich damit wieder zu identifizieren (projektive Identifikation), d. h. ein innerer Konflikt wird nach außen auf den Streitpartner projiziert, um in ihm das zu bekämpfen, was im Inneren selbst nicht gelungen ist. Der andere wehrt sich gegen die ihm unterstellten bösen Absichten. «Schuld hat immer der andere», weil es uns aus Stolz und Scham selten gelingt, Schuld zuzugeben und zu akzeptieren. Fremdenhass ist Angst vor fremden Anteilen in der eigenen Person, und Aggressivität gegen Verwirrte ist Angst vor eigenem Durcheinander.

4.1.5
Verschiebung der Aggression

Die Gesellschaft verschiebt Aggressionen auf immer neue Sündenböcke: Politiker wollen sparen, schränken finanzielle Zuwendungen an die Träger ein, diese geben den Druck an die Heimleiter weiter, die ihre Frustrations-Aggression auf die Pflegedienst-, die Pflegegruppenleiter und die Pflegenden übertragen. Opfer bleiben schließlich die wehrlosen Heimbewohner.

4.2
Aggressionsfaktoren in der Interaktion mit Mitarbeitern

In der Interaktion mit Pflegenden sind die Pflegebedürftigen die schwächsten Partner. Sie können Opfer von Aggressionen werden, die nicht ihnen, sondern eigentlich den Mitarbeitern gelten. Anlass zu Aggressionen können Mitarbeiter geben, wenn sie:

- zu spät kommen und hektisch pflegen
- rivalisieren oder sich überlegen fühlen, weil sie schneller arbeiten
- um die Gunst des Pflegebedürftigen (z. B. Trinkgeld) oder Anerkennung buhlen
- die Kollegen beschuldigen.

4.3
Aggressionsfaktoren in der Interaktion mit Angehörigen

Die Angehörigen haben Schuldgefühle, die zunächst zu überfürsorglicher, bemutternder Pflege und später zum ständigen Nörgeln an Pflegenden führen, um die Schuldgefühle wieder gutzumachen. Pflegende können mit Gegenaggressionen reagieren, wenn sie sich die Zusammenhänge nicht klarmachen. Wenn z. B. die Tochter ihre Mutter ausschimpft und die Pflegende in diesem Streit vermitteln will, wird sie schließlich selbst zum Opfer. Im Drama-Dreieck der Transaktionsanalyse wird der fortlaufende Wechsel von Verfolger, Retter und Opfer deutlich:

- Die Tochter als Verfolger ärgert sich über die Mutter und sagt zu ihr: «Du spinnst.» Die Mutter als Opfer wendet sich an die Pflegende: «Schwester, meine Tochter ärgert mich.» Die Pflegende will als Retter helfen: «Sie Arme!»
- Die Pflegende als Verfolger schimpft mit der Tochter: «Hören Sie auf!» Die Tochter als Opfer wendet sich an die Mutter: «Die Schwester schimpft mit mir». Die Mutter will die Tochter retten: «Meine Tochter hat es nicht so gemeint.»
- Die Mutter wird schließlich zum Verfolger der Pflegenden: «Sie schimpfen aber auch immer.» Die Pflegende hat als Opfer ein schlechtes Gefühl: «Bin ich eine schlechte Schwester?» Die Tochter, die ursprüngliche Verfolgerin wird zur Retterin: «Die Schwester will uns allen doch nur helfen.»

4.4
Aggressionsfaktoren in der familiären Interaktion

Wenn Pflegende in der eigenen Familie oder mit dem eigenen Partner in dauerndem Streit leben, bringen sie diesen Stress unbewusst mit in das Pflegeheim. Sie reagieren gereizt, genervt, überempfindlich gegen jede Kritik, so dass die Bewohner Opfer ihrer Aggressionen werden können. Pflegende sollten sich ihre aggressiven Gefühle und unbewusste Übertragungen in einer Supervision bewusst machen.

4.5
Konstruktiver Umgang mit interaktioneller Gewalt

Pflegende können im Gespräch oder in einer Supervision die Beziehung zu klären versuchen, indem sie über eigene Gefühle mit Ich-Botschaften sprechen. Wenn jeder Gesprächspartner nur von sich spricht, statt Du-Aussagen zu machen, ist ein konstruktiver Neuanfang in der Beziehung möglich, z. B.: «Ich bin sauer/ärgerlich/wütend.» Eine scheinbar nur sachliche Auseinandersetzung führt nicht weiter, solange die Beziehung nicht geklärt ist. Wenn eine Pflegende ähnlich aussieht oder sich ähnlich verhält wie die abgelehnte Tochter, kann gerade sie und keine andere Opfer werden. Zur Klärung ist empfehlenswert Schulz von Thun (1988).

Hilfreich sind andere Konfliktlösungsstrategien, z. B. Kooperation zu niederlageloser Konfliktlösung oder Regeln wie die Grenzen des anderen zu respektieren und ihn nicht vor anderen zu kritisieren. Diese Strategien können in Aus-, Fortund Weiterbildungen und in Gruppen gelernt werden.

Gewalt ist durch Delegation von Aufgaben an andere Mitarbeiter und Übernahme von eigener Verantwortung abzurüsten.

Altenpflege ist immer ein zwischenmenschlicher Beziehungsprozess. Pflegende und Pflegebedürftige sind sich zunächst fremd, haben aber als gemeinsames Ziel, das Wohlbefinden zu verbessern, d. h. die Beziehung gewaltfrei zu halten. Das setzt die von Rogers (1992) in der Gesprächsführung formulierte Grundhaltung voraus:

- vorbehaltloses, bedingungsloses Akzeptieren, Achten und Wertschätzen (Validation) des anderen
- einfühlendes Verstehen, indem sich Pflegende fragen, welche Gefühle der Kranke in ihnen auslöst und in welchen Gefühlen sie sich mit dem Kranken identifizieren
- echt, wahrhaftig, aufrichtig und authentisch bleiben, z. B. auch bei Wahnideen den Kranken bei seinem Wahn zu lassen, ohne ihn zu bestätigen oder zu kritisieren oder abzulehnen. Es geht nicht darum, wer recht hat, sondern um die Wahrhaftigkeit als Vertrauensgrundlage jeder Beziehung.

Wenn sich Pflegende in den Kranken einfühlen, wie er unter seinem Versagen, unter einer Überforderung oder einer Kränkung leidet, ihn vorbehaltlos so annehmen, wie er sich gerade verhält, ihn als Person ernst nehmen und achten und dabei auch eigene Gefühle offen und ehrlich mit Ich-Aussagen äußern, kann interaktionelle Gewalt vermieden werden. Wenn Pflegende sich auch nörgelnden Angehörigen gegenüber wertschätzend, einfühlend und echt verhalten, ist Gewalt in der Pflege zu verhindern.

Interaktionelle Gewaltfaktoren entstehen in der Interaktion:

- mit dem Kranken durch Übertragung und Gegenübertragung, im Beziehungsaspekt der Kommunikation, in einer Gewaltspirale bis zur Konflikteskalation, aus Kränkung, Projektion und Verschiebung der Aggression auf einen Sündenbock
- mit anderen Mitarbeitern, die rivalisieren und um Anerkennung buhlen
- mit Angehörigen im fortlaufenden Wechselspiel als Verfolger, Opfer und Retter
- mit Familienmitgliedern der Pflegenden.

Interaktionen sind zu verbessern in der Grundhaltung der gegenseitigen Wertschätzung, des einfühlenden Verstehens und in authentischen Ich-Aussagen.

Kapitel 5
Schweigende Dritte

5.1
Gründe für das Verschweigen familiärer Gewalt

Wer die Macht hat, bringt Unterlegene zum betretenen Schweigen, weil:

- Täter selbst von ihrem Verhalten entsetzt sind
- sie sich von noch mehr Konflikten bedroht fühlen
- sie glauben, selbst damit fertig werden zu müssen
- sie Angst vor Stigmatisierung und übler Nachrede haben, dass in unserer Familie so etwas vorkommt
- sie strafrechtliche Verfolgung fürchten.

5.2
Schweigend wegschauen bei Gewalt im Heim

Gewalt gegen Bewohner und gegen Pflegende wird oft vertuscht, totgeschwiegen. Sind schweigende Dritte in den Heimen erwünscht, weil sie Auseinandersetzungen und Gewalt zulassen? Wer Schwierigkeiten nach außen trägt, gilt als Netzbeschmutzer und kann bald eine Kündigung erhalten, weil Heimleiter die Macht dazu haben.

Wer ist schweigender Dritter oder unbeteiligter Zuschauer oder Zeuge?

- wer als Mitwisser gleichgültig ist: «Das geht mich nichts an.»
- wer fürchtet, als Schlechtmacher den Job zu verlieren
- wer Empathieschwund wünscht und immer sachlich bleiben will.

5.3
Mitverantwortung aller Mitarbeiter

Jeder, der schweigt, macht sich mitschuldig, trägt Mitverantwortung. Jeder, der Gewalt beobachtet oder Missstände erfährt, ist verpflichtet, sie aufzudecken, mit Zivilcourage und Fingerspitzengefühl den Pflegedienst- oder Heimleiter und eventuell den Träger zu informieren oder wenn dies erfolglos bleibt, der Heim-aufsicht die Wahrnehmungen zu berichten. Andere Ansprechpartner sind der Hausarzt, der sozialpsychiatrische Dienst des Gesundheitsamtes oder die in eini-gen Städten von Hirsch und Vollhardt (1997) begründete Initiative «Handeln statt Misshandeln», zuletzt auch die Polizei. Es ist sinnvoll, auch Kommunalpoli-tiker zu informieren, weil sie genauso Mitverantwortung tragen.

Missstände an die Presse oder ans Fernsehen weiterzugeben, führt eher zur Dramatisierung, so dass alte Menschen nicht mehr ins Heim wollen oder sich vor einer Heimaufnahme umbringen. Außerdem werden immer nur die Pflegenden als Schuldige angeklagt, selten die eigentlich Schuldigen, wie Politiker, Träger, Heim- und Pflegedienstleiter, die sparen wollen.

Nicht alle Mitwisser schweigen, sondern helfen den Opfern aus Zivilcourage. Altruistische Retter identifizieren sich mit elterlichem Verhalten (Meyer, 1998), setzen Grenzen, greifen beherzt ein, ohne sich provozieren zu lassen (Blümmert, 2002).

Wer Gewalt in der familiären oder in der Heimpflege verschweigt, weil er Angst vor den Konsequenzen hat, macht sich mitschuldig.

Kapitel 6
Die Folgen von Gewaltdrohungen gegen Pflegende

Folgen von Gewaltdrohungen gegen Pflegende sind Burn-out und Belastungsreaktionen wie die posttraumatische Belastungsstörung.

6.1
Burn-out

Das bei AltenpflegerInnen und Krankenschwestern häufige Burn-out ist durch viele Faktoren bedingt und individuell unterschiedlich zu behandeln.

6.1.1
Definition

Burn-out ist die emotionale Erschöpfung in einer Gratifikationskrise, d. h. im Ungleichgewicht zwischen Verausgabung und Belohnung (Killmer/Siegrist, 1994), zwischen Erwartungen und Realität der Daueranspannung. Pflegende sind fix und fertig.

6.1.2
Entwicklung

Nach Burisch (2006) verläuft ein Burn-out in sieben Stadien:

1. Warnsignale: Wenn Pflegende idealistisch begeistert sind, identifizieren sie sich mit dem Kranken, suchen sich überengagiert zu beweisen, überschätzen sich, verdrängen Frust und arbeiten unbezahlt wie Workaholics.
2. Das Engagement ist reduziert und stagniert:
   - Pflegende reden Fachjargon und beschuldigen Patienten, sie zu nerven.
   - Sie hören anderen Menschen nicht zu und fühlen sich nicht ein.
   - Sie verrichten die Arbeit widerwillig bis erschöpft; sie sind Wochenendblüher.

3. Pflegende vernachlässigen oder verdrängen eigene Bedürfnisse und Konflikte, werden ärgerlich und suchen aggressiv nach einem Schuldigen bis zum Mobbing.
4. Sie bauen Leistung ab im Dienst nach Vorschrift (im Sinne einer inneren Kündigung), sind unmotiviert, überlasten andere und stecken sie im Burn-out an.
5. Pflegende verkümmern, werden emotional gleichgültig und ziehen sich zurück.
6. Sie werden müde, anfällig für psychosomatische Muskel- und Kopfschmerzen und Schlafstörungen.
7. Pflegende fühlen sich innerlich leer, depressiv bis verzweifelt und geraten schließlich in eine Selbstwertkrise.

6.1.3
Ursachen

Ursachen sind strukturelle und personale Gewalt, Persönlichkeits- und familiäre Faktoren.

Strukturelle und personale Gewalt
Strukturelle (Arbeitsüberlastung, unzureichende Belohnung, Fehlen von Fairness) und personale Gewalt durch Pflegebedürftige, Mitarbeiter, Angehörige und andere Helfer können das Burn-out verursachen (vgl. Kap. 2).

Persönlichkeitsbedingte Faktoren
Wer ist gefährdet? Pflegende mit Berufsstress, einem Helfersyndrom, einem angeschlagenen Selbstwertgefühl und Perfektionismus können ausbrennen.

Helfersyndrom
Wenn Pflegende als abgelehntes Kind nach Liebe suchen, sich mit Starken identifizieren, helfen sie, um sich als Aufopfernde zu bestätigen. Diese Helfer erleben sich als wertlos, wenn sie schwach sind, wollen glücklich machen, erfahren aber Undank, strafen verdeckt und suchen Beziehungen, in denen sie gebraucht werden (Schmidbauer, 2002). Bedürfnisse anderer haben Vorrang, und: «Wenn ich es nicht tue, wird es nicht getan.»

Angeschlagenes Selbstwertgefühl
Wenn Pflegende ein geringes Selbstwertgefühl haben, glauben sie, dass andere mehr können und sie selbst wenig erfolgreich seien. Sie nehmen Wertschätzung anderer nicht wahr. Hilflose, ausgebrannte Pflegende können aggressiv reagieren.

Perfektionismus
Die Tyrannei der überhöhten Ansprüche staut Gefühle wie Schuld, Scham, Angst, Ärger und Trauer: «Ich müsste/sollte schneller/perfekter arbeiten/mehr Verantwortung übernehmen/immer stark sein/alles verstehen/es allen recht machen/mich selbstlos aufopfern.» «Ich darf nie müde/erschöpft/schwach werden und keine Fehler machen, sonst bin ich ein Versager.»

Belastungen in der eigenen Familie

Belastungen durch Partner oder Kinder und insbesondere durch Rollenüberlastung als Berufstätige, Hausfrau, Partnerin und Mutter tragen zum Burn-out bei und sind in Kapitel 2 über die Belastungen der pflegenden Angehörigen dargestellt.

6.1.4
Hilfen gegen Burn-out

Die Führungskräfte haben eine Fürsorgepflicht, die Pflegenden sollten sich selbst besser pflegen, negative Gedanken stoppen, ihr Selbstwertgefühl aufbauen, Kontakte und Beziehungen pflegen, ihre Umgebung freundlich gestalten und sich an einem Sinn orientieren.

Fürsorgepflicht der Arbeitgeber

Führungskräfte sollten:

- eine Burn-out-mindernde Führungskultur und schlanke Hierarchien vertreten
- die Strukturqualität verbessern, mit einem kooperativen Führungsstil die Mitbestimmung stärken, die Gratifikationskrise mit mehr Lob und Lohn mildern, die Einsatzbereitschaft für die Schwerstarbeit anerkennen, für Beziehungspflege sorgen, heiminterne Forbildung, Supervision und Aufstiegschancen fördern
- die Arbeitsbedingungen im Sinne einer lernenden Organisation ändern, ein Leitbild, einen Krisenplan erstellen, Stellen beschreiben, für mehr Personal und persönliche Pausen im Ruheraum sorgen, Planungssicherheit im Dienstplan, flexible Arbeitszeiten und Teilzeitarbeit regeln, Überlastungsanzeigen ernst nehmen, aus Fehlern lernen, gegen Hektik entschleunigen, Qualitäts-Managementtraining, Prozessberatung, Coaching und Mitarbeiterbefragung emöglichen
- pflegliches Miteinander, Kooperation und Teamzufriedenheit verbessern, Rollenkonflikte klären und die Wertorientierung an Menschlichkeit und Professionalisierung mit Bestätigung der lehr- und abwechslungsreichen Pflegetätigkeit stärken anstelle der Anspruchsinflation einer an der Sparpolitik orientierten Dienstleistung am Kunden.

Persönliche Möglichkeiten zum Selbstschutz

Ganzheitliche Selbstpflege

Pflegende können Stress bewältigen, sich entspannen, abschalten in Pausen oder Auszeiten, mit ausreichend Schlaf, ausgewogener Ernährung, dem Genuss von Gaumenfreuden, Bad, Massagen, Zärtlichkeit und Bewegung, um aufgestaute Energie mit Tanz, Sport, Gymnastik oder Kneippen abzuführen.

Stoppen negativer Gedanken

Pflegende können lernen, realistisch positiv zu denken und die Begegnung mit dem Kranken in der Supervision zu reflektieren; sie können sich fortbilden zur Selbstsicherheit, Prioritäten setzen, Arbeit delegieren, Qualitätszirkel gründen, Probleme offen klären, sich austauschen, Hilfe suchen, lernen, nein zu sagen ohne Schuldgefühle, mit Ich-Aussagen über Gefühle zu sprechen und mit Humor Stresskiller zu finden.

Aufbau des Selbstwertgefühls

Pflegende können lernen, Wertschätzung der Kranken und Kollegen anzunehmen, sich zu belohnen, positive Selbstgespräche zu führen: «Ich habe ein Recht, mich wertvoll zu fühlen, auch wenn ich Fehler mache oder versage.» Sie können sich loben für das Wie der Pflege und sich belohnen mit erfreulichen Aktivitäten. Sie können die Freizeit bewusst gestalten mit Kreativität und eine Work-Life-Balance aufbauen.

Pflege von Beziehungen und Kontakten

Pflegende können die Kommunikation und Konfliktfähigkeit verbessern, aktiv zuhören, notwendige Kritik mit Anerkennung beenden, Übertragungen in Supervisionen klären, um Hilfe bitten, sie mit Dank annehmen und Verantwortung im Team verteilen. Familie und Freunde können die Überlastung der Pflegenden ernst nehmen, zuhören, für Ruhe und Befriedigung eigener Bedürfnisse sorgen sowie Ressourcen nutzen.

Freundliche Gestaltung der Umgebung

Pflegende sollten ihre Station und ihre Wohnung freundlich mit mehr Licht und weniger Lärm und gemütlich gestalten z. B. mit einer Hängematte oder Kuschelecke, mit einem Haustier nach Wunsch spielen.

Sinnorientierung

Pflegende können sich in ihrer Schwerstarbeit an einem Sinn orientieren, sich für Ziele begeistern, lernen, Rückschläge als Chance zur Veränderung zu betrachten, überhöhte Ideale zu relativieren, sich immer wieder mit Grenzen zu akzeptieren, sich mit sich und anderen zu versöhnen und Ressourcen zu nutzen.

6.2
Reaktionen auf schwere Belastungen

Reaktionen auf schwere Belastungen sind akute Belastungs-, posttraumatische Belastungs- und Anpassungsstörungen, die die Leistungsfähigkeit und die Beziehungen beeinträchtigen. Diese Reaktionen sind bei den Pflegenden häufiger, die als Kind psychisch verletzt wurden und dadurch vulnerabel, verwund- oder kränkbar bleiben. Diese Reaktionen werden manchmal nicht ernst genommen, weil z. B. Vorgesetzte glauben, sich beschimpfen und schlagen zu lassen gehöre im Sinne der kundenorientierten Pflege zum Beruf der AltenpflegerInnen.

6.2.1
Akute Belastungsreaktion

Der Autor hat erlebt, wie eine schwangere Pflegerin von einer alten Patientin einen Faustschlag in den Bauch bekam. Die Schwangere war für einige Stunden wie betäubt, reagierte mit Angst und konnte einige Tage nicht mehr arbeiten. Der Heimleiter machte der Pflegerin Vorhaltungen, dass sie mit diesem «Nervenzusammenbruch» wohl überempfindlich reagiert habe.

6.2.2
Posttraumatische Belastungsstörung

Eine Altenpflegerin wurde bei einer Silvesterfeier im Heim von einem Schlaganfallpatienten nach Alkoholgenuss mit einem Messer leicht verletzt. Der Täter wurde sofort in die geschlossene Gerontopsychiatrie eingewiesen, und die Pflegerin schien in den ersten Wochen scheinbar gelassen. Als der Bewohner nach zwei Monaten wieder auf die Station kam, wurde das Opfer ängstlich und schreckhaft, klagte über Albträume, Schlafstörungen, Kopfschmerzen und depressive Verstimmung. Die starken Ängste führten zu psychosomatischen Beschwerden, die ihr Hausarzt fehlinterpretierte.

Die PTSD (*Posttraumatic Stress Disorder* = posttraumatische Belastungsstörung) tritt umso eher auf, je mehr das Opfer vorgeschädigt ist, d. h. eine vulnerable (leicht verletz- oder kränkbare) Person ist. Bei unerträglicher Scham braucht das Opfer psychotherapeutische und bei psychosomatischen Folgen ärztliche Hilfe.

6.2.3
Anpassungsstörung

Anpassungsstörungen treten häufiger auf. Ursachen sind Unzufriedenheit mit der Arbeit, Ärger mit dem Heim- oder Pflegedienstleiter und Abmahnungen mit der Andeutung einer Kündigung. Diese Belastungen führen bei Pflegenden innerhalb von ein bis drei Monaten zu Angst, depressiver Verstimmung bis zur Verbitterung, zum Gefühl, im Beruf nicht mehr zurechtzukommen bis hin zu der Einschränkung, tägliche Routine nicht mehr zu bewältigen. Manchmal ist die Abgrenzung zum Burn-out schwer.

6.2.4
Hilfen für die von Belastungen bedrohten Pflegenden

Bei einer posttraumatischen Belastungsstörung ist eine Psychotherapie und manchmal eine Behandlung mit Antidepressiva (z. B. Paroxetin) nötig, weil die Gefahr

der Alkoholabhängigkeit und manchmal eines Suizids besteht. Bei Anpassungsstörungen können Gespräche oder eine Verhaltenstherapie helfen.

> Die Folgen von Gewaltdrohungen und -erfahrungen sind:
>
> - Burn-out als Erschöpfung in einer Gratifikationskrise kann in Motiva-
>   tionsverlust, Rückzug, psychosomatischen Leiden oder einer Depression
>   enden und wird verursacht durch strukurelle und personale Gewalt, durch
>   Berufsstress, Helfersyndrom bei Selbstwertmangel, Perfektionismus und
>   durch familiäre Belastungen. Helfen können Führungskräfte, Selbstpflege,
>   Gedankenstopp, Aufbau des Selbstwertgefühls, Kontakte, Umgebungs-
>   gestaltung und Sinnorientierung.
> - Reaktionen auf Belastungen wie akute Belastungsreaktion, postraumati-
>   sche Belastungs- und Anpassungsstörung. Hilfen sind Gespräche, Psycho-
>   therapie und eventuell Antidepressiva.

Kapitel 7
Umgang mit Gewalt

Umgang mit Aggression setzt Selbsterfahrung voraus. Pflegende können lernen, mit eigener Aggressivität konstruktiv umzugehen und Konflikte zu lösen.

7.1
Selbsterfahrung

Zunächst sollten sich Pflegende klar machen, **dass jeder fähig ist**, aggressiv zu handeln. Sie brauchen aggressive Gefühle wie Neid, Ekel, Eifersucht, Misstrauen, Verachtung, Abscheu, Widerwillen, Entrüstung, Empörung, Trotz, Ärger, Wut, Groll, Zorn und Hass nicht zu verleugnen. Über Gefühle zu sprechen, ermöglicht, sich und andere besser zu verstehen. Wer aggressive Gefühle hat, ist kein schlechter Mensch. Nicht Gefühle sind zu verhindern, sondern aggressive Handlungen. Wenn Pflegende eigene Aggressionen zugeben können, brauchen sie diese nicht mehr auf die Kranken, auf Mitarbeiter oder Angehörige zu projizieren, ihnen zuzuschreiben. Aus dem zwischenmenschlichen wird ein innerpsychischer Konflikt.

Pflegende können lernen, sich abzugrenzen, die Realität zu überprüfen, ob sie wirklich gemeint sind oder ob andere eigene ungeliebte Anteile dem Pflegenden zuschreiben, d. h. das Selbstgefühl von der Projektion anderer zu unterscheiden. Pflegende können z. B. in einer Supervision lernen, sich zu erkennen, ob sie zu aggressiven Ausbrüchen neigen.

Folgende Einstellung ist falsch: Ärger und Wut seien böse und deshalb zu unterdrücken oder zu verdrängen, und diese Gefühle auszusprechen sei unprofessionell.

Bielefelder Standard Gewalt durch Mitarbeiter/Innen (Ketelsen et al., 2004): «Ziel ist, keine Gewalt anzuwenden. Mitarbeiterinnen nehmen Gewalthandlungen anderer Kollegen frühzeitig wahr und Hinweise von Patienten und Angehörigen ernst. Sie bleiben nicht untätig. Sie machen vollzogene Gewalt transparent und arbeiten sie zeitnah auf. Mitarbeiter können im Team angstfrei offen über Gewalt sprechen. Vorbeugend schaffen sie eine Atmosphäre, angstfrei offen über eigene negative Empfindungen und über offene oder verdeckte Gewalt in regelmäßigen Team- und Fallgesprächen sprechen zu können. Zweimal jährlich ist klinik- und heiminterne Fortbildung nötig, um mit aggressivem Verhalten konstruktiv umgehen zu können.

Wer tätliche Gewalt ausgeübt hat oder wer von der Tätlichkeit Kenntnis hat, teilt es den Vorgesetzten mit. Vorgesetzte klären ausschlaggebende Motive und Gefühle. Der Gewaltausübende führt am nächsten Tag ein klärendes Gespräch mit dem Patienten und mit einer Person seines Vertrauens. Die Mitarbeiter verpflichten sich, den Betroffenen anzusprechen und die Problematik auf Teamebene zu erörtern, den Täter aus der Situation herauszunehmen, auch bei verbal angedrohter Gewalt, nonverbal sich gegenseitig auf Verhaltensmerkmale (Tonfall, Mimik, Gestik) aufmerksam zu machen.

Die MitarbeiterInnen reflektieren im Team über das Verhalten des Täters und den Grund der Eskalation und dokumentieren Gewaltaktionen im Pflegeverlaufsbericht, den Vorgesetzte überprüfen.»

7.2
Konstruktiver Umgang mit eigener Aggression

Pflegende können sich positiv einstellen: Aggression ist eine Lebenskraft, ein Antrieb, der zur Abgrenzung und zum Selbstschutz zu kultivieren und als Energie für sich selbst und für andere einzusetzen ist.

Pflegende können destruktive eigene und strukturelle Gewalt abrüsten. Sie können lernen, Konflikte gewaltfrei zu lösen; das setzt ein gutes Selbstwertgefühl voraus. Sie können der Aggression vorbeugen, wenn sie mehr miteinander reden, den anderen zu verstehen versuchen und sich auch mal gegenseitig Zärtlichkeit geben. Sie können den Ärger neu bewerten: «Der Angreifer hat mich nicht gemeint.» Sie können ihren Ärger zulassen und sich fragen, warum und wozu sie sich ärgern, d. h. was sie damit erreichen wollen. Sie können rausgehen oder andere anrufen, wenn sie zu explodieren drohen, und die Wut aussprechen oder im Auto oder im Wald ausschreien: «Ich bin ärgerlich, kann nicht mehr.» Sie können Stress und Spannung abführen mit Entspannungsübungen, Tanz, Gymnastik, einem Hobby und Zärtlichkeit. Sie können den überhöhten Anspruch «Ich müsste/sollte/darf nicht …» mit machbaren Realitäten relativieren und das Selbstwertgefühl stärken mit Kontakten, erfreulichen Aktivitäten und Selbstpflege. Sie können sich austauschen in Teamgesprächen und Supervision und lernen, um Hilfe zu bitten, sich gegen Vorwürfe zu wehren und im Rollenspiel zu streiten. Sie können sich mit sich selbst und anderen versöhnen und einen Sinn in einer niederlagelosen Konfliktlösung suchen. Der International Council of Nurces (ICN) formuliert dafür ethische Regeln.

7.2.1
Kontrolle von aggressivem Verhalten als Pflegeziel

Pflegende können ihr Selbstwertgefühl heben, Mitarbeiter und Bewohner achten, die Situation in der Übergabe klären, Gefahren vorausschauen und Selbstpflege fördern. Sie können Strategien entwickeln, ohne sich und andere zu überfordern. Sie können Druck abfangen im Krisentelefon oder in Fallbesprechungen, sich beraten lassen und den Umgang mit Fremdgefährdung trainieren. Sie können die Pflege in Beziehung mit dem Kranken aushandeln und seine biografischen Bedürfnisse beachten. Sie können Konflikte klären, Würde und Vertrauen erhalten. Sie können deeskalieren und eine Win-win-Kultur aufbauen. Pflegende sollten akzeptieren, dass sie aggressive Gefühle entwickeln können. Wer sie verleugnet, ist gefährdet, sie auszuleben. Wenn Pflegende spüren, sie könnten die Nerven verlieren, sollten sie herausgehen und mit KollegInnen offen reden. Auf nicht-professionelles Verhalten wie verbale Entgleisungen oder hartes Anfassen sollten Mitarbeiter sofort konsequent reagieren bis zur fristlosen Kündigung.

7.2.2
Umgang mit Wut, ohne anderen zu schaden

- Pflegende können eine Auszeit nehmen, sich entspannen, mehrfach tief mit dem Bauch atmen und sich dabei sagen: «Bleib ruhig und neutral!»
- Sie können ihre Lieblingsmusik hören und dabei positiv denken.
- Sie können den Ärger klären (was löst den Ärger aus) und das, was sie ärgert, unumwunden mit «Ich» aussprechen oder die Telefonseelsorge anrufen.
- Sie können intensiv an den Menschen denken, den sie wertschätzen oder lieben, so dass die positiven Gefühle beruhigen, statt andere abzuwerten.
- Sie können aufhören, sich und andere mit «man müsste/sollte …» zu schikanieren.
- Sie können Angst abbauen und ihr Selbstwertgefühl aufbauen.
- Sie können einen Brief an den schreiben, der sie ärgert.
- Sie können anstrengend arbeiten, laufen, Sport treiben oder spielen.
- Sie können mehrfach die Fäuste ballen und dabei tief mit dem Bauch atmen.
- Sie können am Arbeitsplatz auf dem WC beim Spülen laut schreien.

7.2.3
Falscher Umgang mit eigener Wut

Pflegende sollten Wut nicht auf andere projizieren oder andere beschuldigen mit «Du»-Aussagen, hasserfüllten Blicken oder höhnischen Bemerkungen. Geheime Rachepläne zu schmieden und auf eine günstige Gelegenheit zum Gegenschlag zu warten, kann eskalieren oder zum Rückzug führen.

Pflegende sollten Wut nicht unterdrücken oder zurückhalten, ignorieren oder bagatellisieren, also sich und anderen einreden, das sei doch nicht so schlimm. Sie sollten nicht kundenorientiert lächeln, wenn sie wütend sind, weil sie dann nicht mehr authentisch sind. Wer seine Wut unterdrückt, kann auf die Dauer hohen Blutdruck, Koronare Herzkrankheit oder Asthma entwickeln.

Pflegende sollten Konflikte nicht hochspielen, «aus der Mücke einen Elefanten machen», oder sich moralisch entrüsten, um abzulenken oder eigene Wut zu vertuschen. Sie sollten nicht explodieren, Dampf ablassen, mit den Füßen stampfen, rasend außer sich geraten: Dann könnten sie einen Herz- oder Hirninfarkt erleiden und den Respekt anderer verlieren. Sich austoben an einer Boxatrappe steigert Aggression. Pflegende sollten nicht sofort im Affekt strafen. Das kann Rache provozieren, zur Nachahmung anleiten oder Schuldgefühle bei allen Beteiligten fördern.

7.2.4
Anti-Aggressivitätstraining

Pflegende können ein **Anti-Aggressivitätstraining** (AAT) lernen: Nach dem Hamelner Modell wird der Täter auf dem heißen Stuhl konfrontiert, seine Biografie analysiert, Attraktivität, Realisation und handlungsorientiert Aussprache, Ausweichen und Notwehr werden trainiert (Heilemann/Fischwasser-von Proeck, 2001).

Pflegende können den Umgang mit Aggressionen üben: Sie versuchen, sich aus der Biografie selbst zu erkennen: «Bin ich kontroll-schwach oder hilflos?» «Wie erlebe ich Nähe?» und destruktive Aggressivität als eigene zu akzeptieren, ohne sie einem anderen in die Schuhe zu schieben. Pflegende können Anti-Blamier-Strategien entwickeln, weil Loben Versöhnungsbereitschaft fördert (Petermann, 1995):

Zuerst entspannen mit progessiver Muskelentspannung, Atemübung oder autogenem Training, um Anspannung und Unruhe abzubauen; Aggressionen in Selbst- und Fremdwahrnehmungsübungen oder mit Videofilmen über Konfliktsituationen erfassen. Pflegende sollten Kommunikation üben, um miteinander reden zu lernen, ohne in Du-Aussagen eigene Gefühle auf andere zu projizieren, sondern sich in Ich-Botschaften zu äußern. Sie lernen, sich einzufühlen, sich in Rollenspielen kooperativ und unterstützend zu verhalten, die Selbstkontrolle zu verbessern z. B. mit Selbstinstruktionskarten, um aggressive Impulse und Handlungen zu verzögern.

Selbstbehauptung können Pflegende trainieren, um ohne schlechtes Gewissen nein sagen zu können. Nach dem Einzeltraining werden Gruppensitzungen mit Rollenspielen zu folgenden Inhalten durchgeführt: Nach Vorstellung argumentieren lernen, mit Gefühlen umzugehen, Einfühlungsvermögen und Selbstsicherheit im Umgang mit anderen zu üben, Lob und Anerkennung auszudrücken, Außenseiter zu akzeptieren, mit Kritik und Misserfolgen umzugehen; die Übertragung in den Alltag realitätsnah einüben.

Ein gewalttätiger Pfleger sollte sich in der Mitte des Teams auf den «heißen Stuhl» setzen, um ihn mit seiner Tat zu konfrontieren. Er hört sich an, wie schwach er war, dass er sich provozieren ließ und ob er wirklich so heldenhaft handelte, als das Opfer, z. B. der Pflegebedürftige völlig wehrlos war. Er kann lernen, sich einzufühlen in die Not des Opfers, um aus der eigenen Betroffenheit sich schuldig zu fühlen und zu schämen. Er soll andererseits sein Selbstwertgefühl stärken, um in Zukunft verantwortlich zu handeln und sich mit Worten zu wehren, wenn er sich angegriffen fühlt.

Deeskalationstraining im Team: Zwei Pflegende stellen sich z. B. einander gegenüber auf. Einer von beiden bedroht den anderen, indem er mit einem Messer herumfuchtelt. Der Bedrohte sieht dem Angreifer die ganze Zeit in die Augen, ohne ihn anzustarren, bis der Angreifer den Augenkontakt abbricht (Korn/Mücke, 2000).

Die goldenen Regeln zur Deeskalation des Münchenstifts (2002):

- Gewinner-/Verlierer-Denken vermeiden
- Gesten der Beruhigung einsetzen und Raum geben
- den Dingen auf den Grund gehen und Gefahren realistisch einschätzen
- die Schuhe des anderen anziehen
- Auswerten und im Team besprechen
- vorausschauend handeln.

7.2.5
Aufbau des Selbstwertgefühls gegen Aggression

«Ich bin ‹nur› Krankenschwester»

- «Ich mache nur den Unterschied aus zwischen Leben und Tod.
- Meine Erfahrung hilft nur, Behandlungsfehler, Verletzungen und andere Katastrophen zu vermeiden.
- Ich mache nur den Unterschied zwischen Heilung, Bewältigung und Verzweiflung.
- Ich sorge nur für den Unterschied zwischen Schmerz und Wohlbefinden.
- Ich helfe nur als Pflegeforscherin Pflegenden und Ärzten, besser, sicherer und wirkungsvoller zu handeln.
- Ich bilde nur als Pflegelehrerin die zukünftigen Generationen von Pflegenden aus.
- Ich arbeite nur in einer großen Universitätsklinik und begleite und überwache an vorderster Front Patienten, die an Forschungsstudien teilnehmen.
- Ich berate nur Patienten und Familien, wie sie ihre Gesundheit und Unabhängigkeit erhalten können.
- Ich bin nur eine Gemeindeschwester und mache den Unterschied aus zwischen zu Hause oder im Heim leben.
- Ich sorge nur für den Unterschied zwischen qualvollem und schmerzfreiem, würdevollem Sterben.

- Ich bin nur das wirklich Entscheidende, was unter dem Strich zählt, in der gesundheitlichen Versorgung.

Möchtest Du nicht auch gerne ‹nur› Krankenschwester sein?» (Buresh/Gordon, 2006)

Pflegende können die Öffentlichkeit aufklären, ihre Autorität publik machen, ihre Arbeit beschreiben in Leserbriefen, Zeitungen, Zeitschriften, Radio, Fernsehen, Internet, um das Schweigen zu beenden und Ziele zu erreichen (Buresh/Gordon, 2006).

Pflegende können positive Selbstgespräche führen: «Ich bin so viel wert, wie ich, nicht was andere von mir halten.» Sie können sich akzeptieren: «Ich habe ein Recht, mich wertvoll zu fühlen, auch wenn ich Fehler mache, ich kann mich selbstsicher behaupten.» Sie können sich aufwerten, loben für das Wie der Pflege, sich belohnen mit erfreulichen Aktivitäten, Projektionen zurücknehmen, aufhören, eigene abgelehnte Anteile anderen zuzuschreiben, um sich mit sich und anderen zu versöhnen.

7.2.6
Selbstpflege der Pflegenden

Selbstpflege ist Voraussetzung der Fremdpflege, wie Eigenliebe erst Nächstenliebe ermöglicht. Ganzheitliche Selbstpflege des Körpers, des psychischen Gleichgewichts, der sozialen Beziehungen, der erfreulichen Umweltbedingungen und der Sinnorientierung führt zu entspanntem Wohlbefinden, das stressbedingte Aggressionen abfedert. Pflegende erschließen Ressourcen, lernen mit Macht und Ohnmacht umzugehen.

7.3
Möglichkeiten der Konfliktlösung

Beispiel: Ein Mitarbeiter hat sich auf Beförderung eingestellt. Der Heimleiter hält ihn aber für zu unerfahren für eine Beförderung. Der Mitarbeiter reagiert gekränkt, spricht den Chef an, erhält aber hinhaltende Antworten, weil der Heimleiter den Konflikt verdrängt. Der demotivierte Mitarbeiter leistet weniger, was den Heimleiter bestätigt, so dass er den Mitarbeiter häufiger kritisiert. Beide sind gereizt, misstrauisch, und es wächst die Bereitschaft, aggressiv zu reagieren.

Viele glauben immer noch, Konflikte seien überflüssig, die Konfliktursachen zu beseitigen und Konflikte dadurch zu lösen, dass einer gewinne und einer verliere. Jeder weiß, dass Konflikte in jedem Anpassungs- und Entwicklungsprozess unvermeidbar sind. Konflikte haben viele sich gegenseitig verstärkende Ursachen. Einen Sündenbock zu suchen, ist einseitig. Beide Konfliktparteien können gewinnen, wenn sie Lösungen auf der Beziehungs- und der Sachebene suchen. Pflegende können die Pflege mit dem Patienten aushandeln, der ein Recht auf informierte Zustimmung (engl.: *informed consent*) hat.

7.3.1
Bewältigung innerpsychischer Konflikte

Bevor Pflegende zwischenmenschliche Konflikte lösen wollen, sollten sie eigene innerpsychische Konflikte zu bewältigen versuchen. Pflegende können nach Lewin die Konfliktfelder klären und:

- bei Annäherungs-Annäherungs-Konflikten Prioritäten setzen
- bei Vermeidungs-Vermeidungs-Konflikten das kleinere von zwei Übeln wählen
- bei Annäherungs-Vermeidungs-Konflikten Vor- und Nachteile abwägen.

Sie können auch die Diskrepanz zwischen Theorie und Praxis vermindern, das Ich stärken im Kampf zwischen Gewissen und Bedürfnissen mit Frustrationstoleranz, Triebaufschub oder alternativen Lösungen, einen Kompromiss zwischen eigenen Bedürfnissen und den Ansprüchen anderer finden, eigene Ideale von perfekter Pflege relativieren: Ich darf Mensch bleiben und Fehler machen. Pflegende können Stressbewältigung trainieren, aggressive Gefühle als Energiequelle konstruktiv für sich selbst einsetzen und sich mit sich selbst und anderen versöhnen.

7.3.2
Lösung zwischenmenschlicher Konflikte

Pflegende können sich vorbehaltlos konstruktiv einstellen, konfliktlösend zu kommunizieren und fair zu streiten lernen.

Vorbehaltlose konstruktive Einstellung

Entscheidend ist eine konstruktive Einstellung zum Konfliktpartner. Jeder versucht, den anderen durch Einfühlen zu verstehen, hört zu, fragt, gibt Rückmeldung, ist vertrauenswürdig, ehrlich, wahrhaftig, echt und für überzeugende Argumente offen und schätzt den anderen als autonome Person, von der er lernen kann. Pflegende können den Konflikt analysieren, Informationen sammeln, weil jeder den Konflikt subjektiv anders bewertet, sie können die Konflikt-Motive, die Einstellung, die Beziehung und Konfliktfolgen klären und Alternativen aushandeln. Der Weg ist das Ziel zu Toleranz und Versöhnung. Pflegende können eine gewinnende Beziehung mit akzeptierenden Gesprächen aufbauen, sie können den anderen wertschätzen statt zu kritisieren. Einfühlendes Verstehen wird wichtiger als Rechthaben. Jeder darf anders sein. Pflegende respektieren die Grenze des Du, lassen Einwände zu und sprechen Gefühle mit Ich-Aussagen ehrlich aus, ohne vorwurfsvolle Du-Aussagen. Pflegende suchen den Fehler und die beste alternative Lösung und nicht einen Schuldigen. Diese positive Fehlerkultur, d. h. Fehlermeldungen und -Analysen gehören in Betrieben zum Qualitätsmanagement: aus Fehlern lernen.

Konfliktlösende Kommunikation

Kommunikation kann Konflikte lösen, wenn sie spontan, beschreibend, nicht wertend, informativ, kooperativ, problemorientiert, einfühlend, respektvoll, offen nach Lösungen sucht. Als Konfliktstile können Nachgeben, Rückzug, Durchsetzung, Kompromisse und konstruktive Lösungen unterschieden werden. Wer Konflikte konstruktiv löst, beugt Gewalt vor. Er kooperiert im Pflegeteam, gleicht Interessen aus, erweitert die Lösungsmöglichkeiten und vermindert sozialen Druck, Stress und Gewalt. Die gewaltfreie Kommunikation (Rosenberg, 2003) beobachtet, ohne zu bewerten, nimmt Gefühle wahr und drückt sie, auch Ärger aus, übernimmt Verantwortung für eigene Gefühle, schätzt den andern wert und anerkennt ihn mit Empathie und bittet um das, was unser Leben bereichert. Ein neutraler Dritter hilft als Mediator. In der machtfreien Konfliktlösung nach dem SK-Prinzip (Systemisches Konsens-Prinzip) wird aus einer Anzahl von Alternativen diejenige herausgefiltert, die in der Gruppe den geringsten Widerstand erweckt, annehmbar ist (Visotschnig/Schrotta, 2005). Pflegende können Konflikte lösen, wenn sie eine persönliche Beziehung aufbauen, sich auf den Konfliktpartner einstellen, miteinander reden, kompromiss- und handlungsbereit Entscheidungen treffen (Fehlau, 2000).

Faires Streiten

Pflegende sollten Spannungen sofort ansprechen und zu klären versuchen.

Jeder

- setzt sich entspannt hin, holt tief Luft mit dem Bauch und hört aktiv zu
- respektiert die Grenze des Du, übernimmt Verantwortung für das, was er sagt
- sieht und spricht den anderen direkt mit «Ich» ehrlich über seine Gefühle an
- versucht, Bedürfnisse des anderen einfühlend zu verstehen
- klärt zuerst die Beziehung und nicht die Sache
- erlaubt dem anderen, anders zu sein
- hört aktiv zu ohne zu unterbrechen, fasst zusammen oder fragt
- sucht Einigung und eine gemeinsame Lösung statt einen Schuldigen.

Keiner

- trägt den Streit körperlich aus oder droht: «Mach nur so weiter …!»
- stichelt, kritisiert, beschuldigt oder kränkt den anderen: «Sie haben wieder ….»
- projiziert den Ärger auf den anderen, will ihn beherschen oder Recht haben
- unterbricht statt zuzuhören, zu fragen und zusammenzufassen
- lässt den anderen einfach sitzen oder schweigt
- geht an die Tür oder ans Telefon
- zieht Dritte hinzu, um mit einem Koalitionspartner Macht auszuüben.

Faire Streitgespräche beenden Rechthaberei und verhindern Gewalt. Feindselige Beziehung kann zur dialogischen werden, nur Sprachlose schlagen (Bauriedl, 1992). Pflegende können den Streit beenden, indem sie einen Vertrag aushandeln: Wer ändert was und wie bis wann?

7.4
Konstruktiver Umgang mit familiärer Gewalt

Beruflich Pflegende können pflegende Angehörige anleiten, Gewalt in der Partner- und Elternpflege abzubauen.

7.4.1
Abbau von Gewalt in der Partnerpflege

Wer merkt, er könnte explodieren, sollte den Raum oder das Haus verlassen und sich draußen abreagieren, bis er sich beruhigt, einen Freund anrufen, die Wut in Zeitlupe zerlegen, die Situation analysieren, die eigenen Gefühle wahrnehmen und mit Ich aussprechen.

Aggressive Männer müssen einsehen, dass sie traditionell mehr Macht haben als Frauen, die Rollen nicht gleichberechtigt sind, Hausarbeit und Pflege Berufsarbeit sind, sie Verantwortung für Gewalt übernehmen müssen, und sie können in Selbsthilfegruppen lernen, eigene Grenzen und Gefühle zu zeigen und um Hilfe zu bitten.

Frauen, die ihren Partner pflegen, können sich mit ihm auseinandersetzen, ohne ihn abzuwerten, lernen, sich zu schützen, sich eigene aggressive Gefühle bewusst machen, sich verteidigen, sich selbstbewusst aus Abhängigkeiten lösen; sie können von anderen Angehörigen Mithilfe fordern und fremde Hilfe in Anspruch nehmen. Frauen-Aggressivität ist von der Mutter-Tochter-Beziehung abhängig (Buchta, 2004).

7.4.2
Abbau von Aggressionen in der Elternpflege

Pflegende Angehörige können die körperlichen Bedingungen klären und für Ausgleich und Spannungsabfuhr z. B. mit Gymnastik oder Tanz sorgen, gelassener werden, wenn z. B. Mutter oder Vater sich nicht waschen lassen, in Kleidern ins Bett wollen, die Medikamente oder das Essen verweigern, solange sie ausreichend trinken. Sie klären eigene aggressive Gefühle, um sie nicht dem Kranken zuzuschreiben, machen sich bewusst, ob sie aus Angst vor Zurückweisung aggressiv werden. Pflegende Angehörige können Kränkungen neu bewerten, zu hohe Ansprüche relativieren, ihr Selbstwertgefühl aufbauen und für Wohlbefinden sorgen. Sie können im familiären Pflegeteam andere Familienmitglieder herausfordern, z. B. am Wochenende zu helfen; sie können die Pflegebedingungen verändern, z. B. durch Wohnungsumbau oder Beschaffen von Hilfsmitteln, an einem Kurs in häuslicher Krankenpflege teilnehmen, sich von beruflich Pflegenden beraten lassen, nach einem Sinn in der Pflege suchen und sich in Selbsthilfegruppen austauschen.

Umgang mit Gewalt setzt die Selbsterfahrung voraus, dass jeder fähig ist, aggressiv zu handeln. Kontrolle des aggressiven Verhaltens ist ein Pflegeziel. Pflegende lernen, mit Wut umzugehen, ohne anderen zu schaden, und falschen Umgang mit Wut zu vermeiden. Anti-Aggressivitätstraining, Aufbau des Selbstwertgefühls und Selbstpflege helfen, eigene Aggression zu kontrollieren. Pflegende lernen, innerpsychische und zwischen-menschliche Konflikte zu lösen durch vorbehaltlos konstruktive Einstellung, Kommunikation und faires Streiten. Gewalt in der Partner- und Elternpflege können Pflegende abbauen helfen.

Grundsätze zum Gewaltabbau:

- Es gibt keine Gewaltfreiheit und keine Patentlösung.
- Vorbeugung hat Vorrang.
- Jeder einzelne, die Familie und das Heim lernen, Aggressionen zu kontrollieren.
- Helfen ist wichtiger als Strafen.

Kapitel 8
Vorbeugung gegen Gewalt

8.1
Grundsätze zur Vorbeugung

- Aggression als Energiequelle für sich selbst einsetzen, in eine Ressource umwandeln und für sich selbst sorgen, z. B. Pflege der Pflegenden
- Kommunikation fördern, mehr miteinander reden und aushandeln
- Aggressionsbedingungen z. B. in den Strukturen zu klären versuchen

8.1.1
Gewaltvorbeugung durch Pflegende

Pflegende können der Gewalt vorbeugen. In der Primärprävention versuchen sie Gewalt zu verhindern, in der Sekundärprävention im Notfall zu deeskalieren und in der Tertiärprävention Rückfällen durch Nachbereitung vorzubeugen.

Primärprävention
Primärprävention ist Erziehung zu gewaltfreiem Handeln in Familie, Schule und Ausbildung. Gewaltfreiheit ist erreichbar, wenn wir früh lernen, miteinander zu reden, Gefühle auszusprechen, uns in andere einzufühlen, sie wertzuschätzen, d. h. das Selbstwertgefühl durch Anerkennen zu stärken und Vorurteile gegen Verwirrte oder psychisch Alterskranke abzubauen. Primärprävention vermeidet Bedrohungen. Pflegende können eigener Aggression vorbeugen, indem sie sich immer wieder den Entscheidungsprozess zu aggressivem Handeln bewusst machen, der in jeder Stufe kontrolliert und gehemmt werden kann und nicht zwangsläufig zu destruktivem Handeln führen muss: «Ich kann nach dem Gewissen in Verantwortung freiwillig auf aggressives Handeln verzichten und mich alternativ verhalten:

- Ich nehme einen Auslöser z. B. Ärger wahr.
- Ich bewerte ihn als bedrohlich und bekomme z. B. Angst.
- Ich entscheide mich gegen statt für eine aggressive Handlung je nach Vorbildern.
- Ich hemme den aggressiven Impuls je nach meiner Werthaltung.

- Ich wäge ab, nehme die Folgen meiner Handlung vorweg.
- Ich handle alternativ nicht aggressiv.»

Pflegende können lernen, alte Kranke, auch Demenzkranke zur Autonomie zu ermutigen, eine Lobby für die Interessen Pflegebedürftiger zu schaffen, Pflege-Ethik und -qualität in Supervision zu verbessern, Stress abzufedern und Beziehungen in Kommunikation zu klären. Pflegende können die eigene Toleranzschwelle und Selbstbeherrschung mit einem Selbstkontrollplan lernen (Schirmer et al., 2006).

Primärprävention erkennt früh Risikofaktoren und Gefahren für aggressives Verhalten. Pflegende können in der häuslichen Pflege Gewaltrisiken sensibel wahrnehmen und Gewalt durch offene Gespräche mit den pflegenden Angehörigen und den Pflegebedürftigen zu verhindern versuchen. In Heimen können sie für persönliche Sicherheit der Bewohner und Mitarbeiter sorgen und Risiken früh erfassen. Primärprävention schafft entspannte Rahmenbedingungen in der Pflege mit einer Anerkennungs- und Lobkultur statt Kritiksucht.

Pflegende können Zwangsmaßnahmen verhindern, indem sie zuhören und Verständnis zeigen, Gespräche mit Vertrauenspersonen, Angehörigen oder Seelsorgern anbieten, klare Grenzen aufzeigen, was nicht erlaubt ist. Sie können Lieblingsgetränke, -speisen oder Zigaretten anbieten, eine Auszeit in Zimmer oder Garten ermöglichen, mit einem warmen Bad ablenken, den aggressiven Bewohner oder Mitarbeiter in andere Tätigkeiten einbinden, ihn gehen oder spielen lassen, fragen, ob er ein Beruhigungsmittel will, und sie können versuchen, ungewöhnliche Wünsche zu erfüllen.

Erfreulich ist, dass in über tausend Schulen und Kindergärten der BRD Kinder mit dem Programm «Faustlos» (Cierpka, 2005) Probleme gewaltlos lösen lernen. Andere Modelle zur Gewaltprävention sind das Anti-Bullying-Programm mit gemeinsamen Aktivitäten und vermittelnden Gesprächen, das soziale Lernprogramm in der Schule (mit Videoaufnahmen und Rollenspielen) und das Resolving Conflict Creatively Program (Kreative Konfliktlösung; Senghaas, 2006).

Sekundärprävention

Sekundärprävention bedeutet, Gewalt früh zu erkennen und zu stoppen durch Erste Hilfe, Krisenintervention und Notfallbegleitung. Pflegende sollten nicht nur körperliche Anzeichen von Gewalt wie blaue Flecken oder Einrisse am Ohransatz in der häuslichen Pflege früh wahrnehmen, sondern vor allem Zeichen psychischer Gewalt wie Abwerten, Bloßstellen oder Sanktionen erfassen. Pflegende lernen, mit Aggressionen konstruktiv umzugehen:

- sich selbst schützen, in Sicherheit bringen! Selbstsicherheit trainieren
- Bezugspersonen holen, um zu entwaffnen
- sich nicht einmischen, solange zwei mit Worten streiten, den Schwächeren schützen bei tätlichem Angriff und klare Grenzen setzen, ohne Strafe anzudrohen

- aggressive Vorfälle dokumentieren und Teamkonflikte in einer Supervision bearbeiten
- bevorstehende schwierige Situationen besprechen
- Eigenverantwortung des Kranken stärken, unter vier Augen an ihn appellieren
- Angehörige informieren, eventuell einbeziehen
- Vorbilder für gewaltfreie Kommunikation aufzeigen wie z. B. Jesus, Buddha, Gandhi
- vorbeugend Fortbildung über Gewalt fördern, denn **Wissen ist Macht.**

Pflegende können den Umgang mit eigener und fremder Aggression (vgl. Kap. 7) immer wieder reflektieren und im Team durchsprechen. Sie können beispielsweise Ärger anders bewerten, niederlagelose Konfliktlösung üben, Verantwortung delegieren, aggressive Vorbilder verhindern, Wut körperlich abreagieren, sich selbst gut pflegen, Wut und Ärger mit Ich-Aussagen ansprechen und zu konstruktiver Kritik ermutigen. Pflegende können für Krisenintervention sorgen, Gewalttätigkeit eingrenzen und lernen, mit Macht umzugehen und auf Sieg zu verzichten. Pflegende können aggressive Eskalation verhindern. Wer eine Zuspitzung spürt, sollte sich ablösen lassen, damit nichts passiert. Pflegende können mit Gesprächskultur, z. B. mit Ich-Aussagen Verhärtungen erweichen; Moderation fördert Selbstheilungsfähigkeiten der Konfliktparteien; ein Prozessbegleiter berät bei Koalitionsbildungen, verhindert Gesichtsverlust; der Vermittler (Mediator) bemüht sich um einen Kompromiss; ein Schiedsverfahren kann einen Ausweg finden, wenn alle Bemühungen gescheitert sind. Eine Machtinstanz, z. B. der Heimträger vermeidet Vernichtungsschläge.

Pflegende können einfühlend, wertschätzend echt mit «Ich» über Gefühle sprechen, ohne sich und andere mit «müssen, sollen» zu überfordern. Sie können die Beziehung in der Pflege aushandeln nach dem ethischen Grundsatz «Pflege niemand so, wie Du selbst nicht gepflegt werden möchtest», d. h. der Bewohner darf in der Pflege mitentscheiden oder er darf sich mit einem Bewohner-Beauftragten wehren. Pflegende können Gefahren realistisch einschätzen, den Bewegungsraum für Bewohner erweitern. Sie können Gewaltauslöser und Missstände im Team in einem vertraulichen Beschwerdeverfahren klären. Sie können ein Deeskalationstraining einrichten, eine niederlagelose Konfliktlösung oder eine Win-win-Kultur mit Gesprächsführung lernen. Pflegende können lernen, eigenes Verhalten in Krisensituationen zu kontrollieren (Schirmer et al., 2006).

Tertiärprävention

Nach geschehener Gewalt sind Opfer und Täter zu entlasten statt Vorwürfe und Schuldgefühle zu machen: Hilfe statt Strafe! Schutz- und Hilfetelefon und Kriseninterventionszentren einrichten! Ambulante Hilfen für pflegende Angehörige ausbauen! Kooperation der verschiedenen Berufe fördern!

Pflegende können sich für Nachbesprechung, Beratung, evtl. Psychotherapie und Rehabilitation als Rückfallprophylaxe einsetzen und Opfer und Täter betreuen.

8.2
Gewaltvorbeugung durch Fehlerkultur

Der immer noch vorherrschende Umgang mit Fehlern und Gewalt ist die Personalisierung, d. h. es wird nach dem schuldigen Täter gesucht, anstatt die Wechselwirkung von personalen und Organisations-, d. h. strukturellen Bedingungen zu klären. Wird Gewalt verschwiegen, wiegen sich Pflegende in falscher Sicherheit, weil sie Angst haben, als Nestbeschmutzer den Job zu verlieren, wenn sie entsprechende Vorkommnisse melden. Fehlerkultur ist Verpflichtung zur Kommunikation über Beinahe-Fehler und ein Gewaltereignis. Der Mythos vom fehlerfreien Heim oder Krankenhaus ist ein Irrtum, weil niemand fehlerfrei ist. Fehlerfreundlichkeit heißt nicht, gern Fehler zu machen, sondern bereit zu sein, Fehler zu melden, zu analysieren und aus Fehlern zu lernen. Das darf nicht am Schock aller Beteiligten nach einem Gewaltereignis scheitern. Im offenen Teamgespräch sind fehlerhafte Prozessschritte, die Fehlerkette zu identifizieren. Die Fehleranalyse sollte im Heim übergeordnetes Ziel vor einer Schuldzuweisung sein, d. h. Strafbedürfnis muss hinter der Fehleranalyse zurückstehen (non-punitives Vorgehen).

Frühwarnsysteme dienen der Fehlerprävention. Mit einem Critical Incident Report System (CIRS) melden Pflegende eingetretene Gewaltschäden und «Beinahe-Fehler» anonym, um nicht bestraft zu werden oder zu denunzieren. Diese Systeme sind abteilungsbezogen. Ein Ombudsmann oder Mediator sollte mit der Mitarbeitervertretung zusammenarbeiten zum Schutz der Pflegenden, die in Fehler involviert sind. Um ein sicheres Heim oder Krankenhaus mit dem Meldesystem zu erreichen, sind Leitlinien zu erarbeiten und Pflegende fortzubilden. In einem Trainingsprogramm über Fehlerkultur lernen Pflegende, ein Meldesystem zu nutzen, das den Meldenden schützt und die berichteten Fehler- und Gewaltereignisse in einem interdisziplinären Team analysiert und auswertet. In der Luftfahrt hat sich die Fehlerkultur seit 20 Jahren bewährt (Holzer/Thomeczek, 2005): Lösung statt Schuldige suchen.

8.3
Gewaltvorbeugung durch Psychohygiene

Pflegende sollten lernen, eigene Grenzen zu erkennen und sich abzugrenzen. Sie können ihr Selbstwertgefühl stärken, mit Kränkungen umgehen lernen, ihr eigenes Verhalten reflektieren, Supervision, Selbsthilfegruppen oder Rollenspiele nutzen und sich regelmäßig entspannen, sich aussprechen und sich entlasten (Bojack, 2001). Nächstenliebe setzt Selbstliebe voraus.

8.4
Gewaltvorbeugung in der Familie

Zur Gewaltvorbeugung in der familiären Pflege ist allgemein empfehlenswert:

- miteinander reden, Wahrnehmung verbessern evtl. mit Hörhilfen
- pflegende Angehörige ausbilden, um Gefahrenzeichen früh zu erkennen
- Aufgaben teilen und Pflichten rotieren lassen im familiären Pflegeteam
- Probleme der Hauptpflegeperson vorhersehen und alternatives Verhalten planen
- bei Rollenumkehr aufsuchend beraten, um Einsicht und Akzeptanz zu ermöglichen
- depressive Resignation der pflegenden Angehörigen erkennen und auffangen
- finanzielle Hilfen, größere Wohnung, Hilfsmittel zur Pflegeerleichterung vermitteln
- bei Isolierung Ehrenamtliche regelmäßig besuchen lassen zur sozialen Kontrolle
- Pflegefamilien entlasten durch Sozialstationen, Stundenbetreuung, Tages-, Nacht- und Kurzzeitpflege und Krisenintervention einrichten
- Angehörigengruppen zum Austausch aufbauen.

Pflegende können familiäre Ressourcen und Beziehungen in Hausbesuchen (Home Visiting) klären, die Angehörigen in Pflegekursen auf die Pflege vorbereiten, damit Angehörige lernen, Hilfe anzunehmen, sich in Selbsthilfegruppen abzugrenzen, den Kranken wertzuschätzen, alternativ zu handeln, kooperative Konfliktstrategien zu fördern, Stress abzufedern oder zu bewältigen und für sich selbst zu sorgen.

Die Gemeinde kann mit einem wohnortnahen Netz von Sozialstationen, Tages- und Kurzzeitpflege, mit pflegegerechten Wohnungen, mit Beratungsstellen, mit Supervision zur Schuldentlastung der pflegenden Angehörigen und mit einem Netz von Freunden, Nachbarn, Freiwilligen und Besuchsdiensten vorbeugend tätig werden.

Die Gesellschaft kann die pflegenden Angehörigen anerkennen, die Pflegeversicherung verbessern, Zusammenarbeit der verschiedenen Stellen fördern, ein Gewaltassessment von den Politikern fordern und die Gewalt in der häuslichen Pflege enttabuisieren. Politiker können Sicherheitsberater für Senioren (SIS) und die Aktion gegen Gewalt in der familiären Pflege (AGP) unterstützen (Hirsch/Bruder, 2000).

8.4.1
Entlastung der pflegenden Angehörigen

Da Überforderung der pflegenden Angehörigen der häufigste Auslöser für familiäre Pflegegewalt ist, müssen sie entlastet werden. Professionell Pflegende können die pflegenden Angehörigen schätzen als Menschen, die die Lebensgeschichte der

pflegebedürftigen Person am längsten oder am besten kennen, bevor sie Pflege-
probleme und zuletzt Beziehungsprobleme ansprechen. Sie können mit dem
Hausarzt kooperieren, über Pflegeversicherung beraten und über die Krankheit
informieren.

Sozialstationen können wohnortnah und niederschwellig entlasten:

- zeitlich mit familiärem Pflegeteam, Stunden-, Tages-, Nacht- und Kurzzeitpflege, mit Nachbarschaftshilfe und Pflege-Notfalldiensten
- fachlich mit Pflegekursen, Krankengymnastik, Logopädie, Krisenintervention,
  Fortbildung und Supervision
- körperlich mit Haushaltshilfe, Mahlzeiten-, Reinigungs-, Wäsche-, Reparatur-,
  Einkaufs- oder Fahrtendiensten, Gesundheitsförderung in Kuren oder mit
  Rückenschule
- sozial mit Telefonketten, Besuchsdiensten, mobilen sozialen Hilfsdiensten,
  Selbsthilfegruppen und mit Freiwilligen
- technisch mit Geh-, Hebehilfen, Rollstuhl, Pflegebett, Hilfsmitteln, Hausnotruf
  (Funkfinger) und Wohnungsanpassung von Bad und WC
- rechtlich mit Klärung von Testier-, Geschäfts- und Schuldfähigkeit, Betreuung
  und Hilfen der Kranken- und Pflegeversicherung und nachrangig der Sozialhilfe
- öffentlich mit Beratungsstellen, Kooperation mit Allgemeinem Sozialdienst
  und Krankenhaussozialdienst, durch Vernetzung mit Assessment-Units,
  Memory Clinic und mit ambulantem oder stationärem Hospizdienst.

Gesprächsgruppen für pflegende Angehörige

Gesprächsgruppen können beraten und informieren über:

- herausforderndes Verhalten Demenzkranker, z. B. dass der Kranke etwas nicht
  mehr kann, statt: «Er will nicht.»
- Behandlung, praktische Gestaltung im Alltäglichen und Entlastungsmöglich-
  keiten.

Selbsthilfegruppen ermöglichen pflegenden Angehörigen Aussprache, dass sie:

- sich überfordern und einengen, wenn sie sich unersetzlich fühlen
- fürchten, versagt oder etwas versäumt zu haben
- Schuldgefühle über ihre Wut und Machtumkehr verdrängen oder mit überfürsorglicher Pflege kompensieren
- selbst empfindlicher und reizbarer reagieren als vor der Übernahme der Pflege
- selbst Lob, Anerkennung und Erholung brauchen.

Gesprächsgruppen ermutigen pflegende Angehörige:

- die Selbstaufopferung zu korrigieren, eigene Grenzen zu akzeptieren
- die Beziehung zu klären und für eigene Bedürfnisse zu sorgen

- den aggressiven Kranken durch Einfühlen zu verstehen
- sich emotional von den Eltern abzulösen, um ihnen ohne Schuldgefühle konsequent Grenzen setzen zu können (filiale Reife)
- Aggressionen gegen andere Angehörige auszusprechen und Hilfe zu fordern.

Selbsthilfegruppen pflegender Angehöriger werden zu Kraftquellen:

- um sich in ihrer Not zu solidarisieren, neue Kontakte gegen die Isolation aufzubauen
- um sich von Schuldgefühlen freizusprechen, dass sie einmal die Nerven verloren und die Mutter ausgeschimpft haben, ohne befürchten zu müssen, beschuldigt oder angezeigt zu werden, weil sich die Mitglieder der Selbsthilfegruppe zum Stillschweigen verpflichten
- neuen Sinn auch in der Pflege von Dementen zu finden.

Gewaltvorbeugung durch Hilfsangebote

Hirsch und Kranzhoff (1999 b) stellten Hilfsangebote für die ambulante und stationäre Pflege zusammen:

- Berliner Krisentelefon: Pflege in Not
- Pflegetelefon Hamburg
- in München: Städtische Beschwerdestelle für Probleme in der Altenpflege und die Vereinigung Integrationsförderung e. V.
- Beschwerde- und Schlichtungsstelle für Pflegebedürftige und Pflegende in Nürnberg
- PflegeNotrufTelefon in Schleswig-Holstein
- Notruftelefon: Anlaufstelle für Probleme mit Pflege in Niedersachsen

Die Bonner Initiative gegen Gewalt im Alter (HSM Handeln statt Misshandeln, Münsterstr. 21, 53111 Bonn, Tel. 0228 696868) umfasst einen Notruf für Senioren, Beratung für pflegende Angehörige in persönlichen Krisen und kritischen Pflegesituationen, Vermittlung weiterer Hilfen, Informationsveranstaltungen in den Medien, Helfer-Gesprächsgruppen und den Runden Tisch «Gewalt gegen Ältere».

Angebote für den häuslichen Bereich sind das Modellprojekt Hannover (Gewalt gegen Ältere im persönlichen Nahraum) und das Seniorenschutz-Telefon in Berlin.

8.5
Gewaltvorbeugung im Heim

Pflegende können der Gewalt im Heim vorbeugen, indem sie Ressourcen bei Tätern und Opfern stärken und Angehörigenarbeit verbessern.

8.5.1
Stärkung der Ressourcen

Pflegende können das eigene Selbstwertgefühl und das der Bewohner aufbauen, sich körperlich regelmäßig entspannen, Stress bewältigen und akzeptieren, dass sie selbst aggressiv werden können. Sie sollten lernen, mit Wut konstruktiv umzugehen, um eigene Aggressionen nicht auf andere zu projizieren.

Interaktionell können Pflegende die Patienten und Mitarbeiter einfühlend wertschätzen, bei Abneigung Kollegen um Hilfe bitten, das Krisentelefon benutzen, Informationen im Team besprechen oder Fallbesprechungen einführen. Pflegende vermeiden abwertende Sprache, z. B. «Schätzchen, Hopsi, Geronto, fertigmachen, füttern, verlegen, unterbringen oder versorgen».

Institutionell können Heimleiter einen runden Tisch «Gewalt gegen Ältere» gründen, einen Notruf «Handeln statt misshandeln» nach dem Bonner Vorbild einrichten. Sie können in interdisziplinärer Zusammenarbeit mit einem Frühwarnsystem sensibilisieren: *Frau «Schwierig» kann noch nicht sterben, weil Schwester «Rabiata» noch in Urlaub ist.*

In Heimen gibt es nach Schneider und Sigg (1990) umso weniger Gewalt und Aggressionen,

- je mehr Personal qualifiziert und zufrieden ist und partnerschaftlich pflegt
- je klarer ein Krisenplan ist
- je offener und kleiner die Wohngruppe und die Statusdistanz sind
- je weniger verwirrt, depressiv, süchtig und einsam die Bewohner sind.

Als Konsequenzen fordern Schneider und Sigg:

- Heime öffnen, kleine Wohngruppen einrichten, runden Tisch eröffnen
- bei Ekel Kollegen bitten, Fortbildung und Supervision anbieten
- Pflegende entlasten durch die Organisation und durch Alternativen
- Pflegende wechseln lassen.

Gewaltvorbeugend im Heim wirkt lebensweltorientierte Pflege, die die Selbstbestimmung erhält und Entscheidungs-, Handlungs-, Bewegungs- und Gestaltungs-Freiraum verbessert (Münchenstift, 2002).

8.5.2
Angehörigenarbeit

Für die Gewaltvorbeugung in Heimen brauchen Pflegende die interdisziplinäre Zusammenarbeit mit Sozialarbeitern, die Angehörigenarbeit in Einzelgesprächen, in Gruppenarbeit, in Öffentlichkeitsarbeit oder in Projektarbeit intensivieren können.

Einzelgespräche mit Angehörigen

Einzelgespräche unter vier Augen sind nicht nur bei der Aufnahme, sondern regelmäßig erforderlich. Sie können gegenseitige Wünsche und die unterschiedlichen Wertvorstellungen z. B. über Sauberkeit klären, über die Gewohnheiten des Bewohners informieren, Ideale abbauen und Grenzen akzeptieren helfen, Schuldgefühle vorsichtig ansprechen, zu gegenseitiger Wertschätzung und Verständnis dafür beitragen, dass Angehörige nicht nur Täter, sondern auch Opfer sind und Heim-Mitarbeiter auch überlastet sind.

Gruppenarbeit mit Angehörigen

Gruppenübergreifende Dienste können Gruppenarbeit anbieten, um Angehörige zu ermutigen, über Angst, Ärger, Wut und Schuldgefühle zu sprechen, sie zu motivieren, den Bewohner öfter zu besuchen, emotional zu betreuen und mitzuarbeiten, um Aggressionen der Bewohner gegen ihre Angehörigen vorzubeugen, weil Pflegende nicht selten Opfer dieser umgeleiteten Aggressionen werden.

Öffentlichkeitsarbeit

Öffentlichkeitsarbeit zwei- bis dreimal jährlich kann die Angehörigen informieren über den Pflegenotstand, die Pflegeversicherung, Mitarbeiter-Erwartungen und über aktivierende Pflege, die Angehörige weniger als bemutternde Pflege erwarten. Angehörige haben an der Heimpflege ständig etwas auszusetzen, wenn sie eigene Schuldgefühle nicht zugeben und wiedergutmachen möchten.

8.6
Gewaltvorbeugung durch friedfertige Einstellung

Krieg ist nie zu rechtfertigen, es gibt keinen gerechten Krieg. Frieden fängt nicht im Nahen Osten an, sondern in jedem von uns. Nur wer mit sich selbst Frieden schließt, sich mit sich selbst versöhnt, kann anderen vergeben und mit ihnen um den gemeinsamen Frieden in Gesprächen ringen. Aussöhnung schützt vor Gewalt.

Verzeihenkönnen setzt Selbstliebe voraus. «Der Klügere gibt nach» ist keine Lösung, weil sich der Nachgebende überlegen fühlt und so neue Konflikte programmiert. Gegenseitige Anerkennung erhält und schafft Frieden, Lobkultur statt Kritiksucht stärkt das Selbstwertgefühl, weil Selbstwertkränkung sehr häufig Ärger und Wut auslöst. Der Gewalt ist ein Beziehungsangebot entgegenzusetzen, um das Andere in der eigenen Person und die Andersartigkeit des Mitmenschen anzuerkennen (Küchenhoff/Hügli, 2005).

Die Forderungen des Neuen Testamentes schützen vor Gewalt:

«Liebet eure Feinde; segnet, die euch fluchen; tut wohl denen, die euch hassen; bittet für die, die euch beleidigen und verfolgen.» (Matth. 5,44); «Alles, was ihr wollt, das euch die Leute tun sollen, das tut auch ihr ihnen.» (Matth. 7,12); «Selig die Barmherzigen; denn sie werden Barmherzigkeit erlangen.» (Matth. 5,7); «Seid barmherzig wie euer Vater im Himmel.» (Lukas 6,36); «Vergib uns unsere Schuld, wie auch wir vergeben ….» (Matth. 6,12).

Pflegende können der Gewalt vorbeugen, indem sie:

- in Primärprävention Gewalt verhindern, in Sekundärprävention deeskalieren und in Tertiärprävention Rückfälle vermeiden durch Nachbereitung
- pflegende Angehörige in familiärer Pflege entlasten mit Gesprächsgruppen und z. B. mit der Bonner Initiative gegen Gewalt
- in der Heimpflege Ressourcen der Bewohner, Mitarbeiter und Angehörigen stärken durch Einzelgespräche, Gruppenarbeit und Öffentlichkeitsarbeit
- sich positiv zum Frieden einstellen.

Kapitel 9
Rechtliche Aspekte der Gewalt in der Altenpflege

9.1
Der Freiheitsanspruch der alten Menschen

Das Freiheits- und Selbstbestimmungsrecht alter Menschen lässt sich ableiten aus:

- der Unantastbarkeit der Würde des Menschen, Art. 1, Abs. 1 des Grundgesetzes (GG)
- dem Recht auf freie Entfaltung, Art. 2, Abs. 1 des GG
- der Rechtsgarantie der Freiheit, Art. 104 des GG
- der Definition des Einsperrens als Freiheitsberaubung nach § 239 StGB
- dem Recht auf Wahrung der Selbstverantwortung nach § 2 des Heimgesetzes (HeimG).

9.2
Das Schutzdenken der Pflegenden

Pflegende können das Schutzdenken gegenüber dem Bewohner herleiten aus:

- der Aufsichtspflicht (§ 832 BGB): Dazu verpflichtet der Heimvertrag, wenn die Demenz Aufsicht erforderlich macht, die sich auf Notfälle beschränkt. Der Verfahrensnachweis dokumentiert die Erfüllung der Aufsichtspflicht bei Maßnahmen über 24 Stunden.
- dem Schutz vor Beeinträchtigung (§ 332 BGB und §§ 2 und 6 HeimG)
- der Betreuungspflicht des Heimvertrages
- der Verkehrssicherungspflicht (§§ 276 und 823 BGB)
- der Garantenstellung gegenüber dem Bewohner § 13 StGB.

9.3
Rechtliche Einordnung von Aggressionen

Strafrechtlich können Aggressionen zugeordnet werden zu:

- Körperverletzungen und Misshandlung
- Nötigungen, Sexualstraftaten und Beleidigungen, wenn die körperliche Unversehrtheit oder die Persönlichkeit beeinträchtigt wird.

Wenn sich Pflegende wehren, ist entscheidend, ob ihr Gegenangriff straf- oder zivilrechtlich gerechtfertigt ist (nach Kienzle/Paul-Ettinger, 2006).

9.4
Rechtfertigungsgründe für Zwangsmaßnahmen

Kurze Fixierung mit Begleitung ist selten nötig, aber gerechtfertigt:

- bei Erregungszuständen mit Fremd- und/oder Selbstgefährdung; bei angedrohter oder tatsächlicher Gewalttätigkeit, wenn der Angriff den Pflegenden unmittelbar bedroht: Bei dieser Fremdgefährdung können Pflegende Messer und Feuerzeuge wegnehmen, Suchtmittel entsorgen oder Waffen der Polizei übergeben, wenn sie das Eigentumsrecht beachten.
- bei Drang zu Selbstverletzung oder Suizid
- bei i. m./i. v.-Zwangsmedikation oder -ernährung.

Freiheitsbeschränkung (§ 34 StGB) ist ein einmaliger und kurzfristiger Eingriff bei Einwilligung oder bei rechtfertigendem Notstand. Freiheitsentziehung (Art. 104 GG) geht über den Notstand hinaus oder wird wiederholt. Freiheitsberaubung (§ 239 StGB) behindert die Fortbewegung, wenn z. B. Gehhilfen weggenommen werden. Siehe auch Kapitel 3.

9.5
Vormundschaftsgerichtliche Genehmigungspflicht

Das Vormundschaftsgericht muss zustimmen:

- bei lebensgefährdenden Behandlungen
- bei Behandlungen mit der Gefahr eines längeren schweren Gesundheitsschadens
- bei Unterbringung und freiheitsentziehenden Maßnahmen: wenn die Freiheit länger als 24 Stunden oder regelmäßig (z. B. nachts) oder aus wiederkehrendem Anlass (z. B. Störung der Nachtruhe) entzogen wird.

9.6
Rechtfertigungsgründe für eine Gegenwehr

Pflegende bleiben straffrei, wenn sie sich in Notwehr oder im Notstand selbst helfen.

9.6.1
Notwehr

Notwehr im Strafrecht (§ 32 StGB) ist Verteidigung, die erforderlich ist, um einen gegenwärtigen rechtswidrigen Angriff von sich oder einem anderen abzuwehren. Nothilfe ist die Verteidigung zugunsten eines anderen.

Welche angegriffenen Rechtsgüter berechtigen zur Notwehr? Ehre, allgemeine Bewegungsfreiheit, Intimsphäre, Besitz und Eigentum, körperliche Unversehrtheit, Leben und Freiheit.

Der Angriff muss gegenwärtig noch andauern. Eine einmalige, abgeschlossene Beleidigung oder ein befürchteter Angriff rechtfertigt nicht die Notwehr.

Die Abwehr oder Verteidigung muss das relativ mildeste Mittel und erforderlich sein; nicht nötig ist sie, wenn der Angegriffene durch Ausweichen sich selbst schützen kann. Sie muss verhältnismäßig, zumutbar (nicht gefährdend) und zur Abwehr geeignet sein. Selbst bei einem zulässigen Gegenangriff muss die Verhältnismäßigkeit beachtet werden.

Unzulässig ist ein Gegenangriff, wenn der Angriff beendet werden kann:

- durch Wegnahme der Waffe
- durch Bedrohung mit Waffe oder Kampfsportart, z. B. durch einen Schlag, dann ist eine Waffe verboten
- bei einer Ehrverletzung, die entsprechend erwidert wird.

Wird der Angreifer bei angemessener Notwehr verletzt, kann der Pflegende in Verdacht kommen, den Patienten zu misshandeln. Hilfreich ist eine sorgfältige Dokumentation. Frühwarnzeichen sind zu beachten: feindselige Grundstimmung, drohende Körperhaltung oder Gestik, geringe Körperdistanz, Beschimpfungen, Erregung und Anspannung, Sachbeschädigung, gesteigerte Tonhöhe und Lautstärke. Die Rechtsprechung geht davon aus, dass bei psychisch Kranken die Abwehr nur eingeschränkt erfolgen darf oder auf Gegenmaßnahmen verzichtet werden soll.

Im Zivilrecht ist Notwehr ähnlich definiert (§ 227,2 BGB) wie im Strafrecht. Schadensersatz und Schmerzensgeld können nur gefordert werden, wenn der Schädiger rechtswidrig handelte.

9.6.2
Rechtfertigender Notstand nach § 34 StGB

Wer in einer gegenwärtigen, nicht anders abwendbaren Gefahr für Leben, Leib, Freiheit, Ehre, Eigentum oder ein anderes Rechtsgut eine Tat begeht, um die Gefahr von sich oder einem anderen abzuwenden, handelt nicht rechtswidrig, wenn bei Interessenabwägung das geschützte Rechtsgut höherwertig ist als das beeinträchtigte Rechtsgut. Bei Gefahr einer Beschädigung geringwertiger Sachen ist eine Fixierung nicht mit einem Notstand zu rechtfertigen. Freiheitsbeschränkung, die mit dem rechtfertigenden Notstand begründet wird, ist nur für 24 Stunden zulässig. Bei längeren Eingriffen ist das Vormundschaftsgericht zuzuziehen.

Von Notstand kann nur gesprochen werden, sofern die Tat ein angemessenes Mittel ist, die Gefahr abzuwenden. Die Notstandslage ist gegenwärtig, wenn gefahrdrohende Umstände jederzeit in den Schaden umschlagen könnten. Auch beim Notstand gilt die Verhältnismäßigkeit, das Prinzip des geringsten möglichen Eingriffes. Kurzfristige Freiheitsbeschränkung ist mit dem rechtfertigenden Notstand zu begründen, wie plötzliche Patientenaggression mit Fremd- oder Selbstgefährdung.

Die Gabe von Medikamenten aufgrund des mutmaßlichen Willens ist eine Ausnahme. Der mutmaßliche Wille bedeutet, dass ein verständiger Patient in der konkreten Notfallsituation einwilligen würde. Pflegende dürfen ohne ärztliche Verordnung nicht tätig werden, es sei denn, es gäbe in dieser Notsituation ausnahmsweise nur die eine Möglichkeit, sie mit der Gabe des Medikamentes unter Kontrolle zu bringen, wenn keine andere Reaktionsalternativen möglich sind und der Arzt nicht erreichbar ist. Bei Bedarfsverordnungen muss die Dosis festgelegt und die Akutsituation genau definiert sein. Ungerechtfertigte Verabreichung von Psychopharmaka gilt als strafbare Freiheitsberaubung, weil die Bewegungsfreiheit eingeschränkt wird.

Bei Notwehr und Notstand ist zum Schutz vor Haftungsansprüchen zu prüfen, ob ein Eingreifen erforderlich ist:

- Droht eine Körperverletzung?
- Sind fremde Sachen gefährdet, und haben diese einen Wert, der ein Eingreifen gegen den Bewohner rechtfertigt?
- Könnte sich der Bewohner selbst verletzen, und stehen die Zwangsmaßnahmen in einem angemessenen Verhältnis zum Verletzungsrisiko?

Zivilrechtlicher Notstand (§ 228 BGB) gestattet die Zerstörung oder Beschädigung einer fremden Sache zur Abwendung einer Gefahr. Der Verhältnismäßigkeitsgrundsatz gilt: Das Rechtsgut, das geschützt werden soll, muss einen größeren Wert haben als die zerstörte oder geschädigte Sache.

Die ärztliche Behandlung eines Bewusstlosen ist eine Geschäftsführung ohne Auftrag, die aber dem mutmaßlichen Willen des Betroffenen entsprechen muss. Die Pflicht zur Hilfeleistung bei Unfällen ist ein ausreichender Grund für die Besorgung fremder Angelegenheiten durch Pflegende. Selbst wenn der Betroffene nicht mit der Geschäftsführung einverstanden ist, muss dies nicht beachtet werden, sofern die Geschäftsbesorgung im öffentlichen Interesse liegt, z. B. bei einem Suizidversuch.

Ein Bewohner darf aufgrund der Geschäftsführung ohne Auftrag:

- kurzzeitig zu seinem Schutz oder zum Schutz Dritter fixiert oder ruhig gestellt werden
- medizinisch behandelt werden, wenn er bewusstlos ist, aber dadurch sein Leben gerettet wird.

Eine Zwangsbehandlung mit Psychopharmaka ist nur möglich:

- mit Zustimmung durch den Betreuer und das Vormundschaftsgericht
- in akuten Notsituationen
- bei Patienten, die nach dem Unterbringungsgesetz zwangseingewiesen worden sind.

Bei Zwangsmaßnahmen sollten die Menschenwürde und das Recht auf freie Entfaltung der Persönlichkeit Maßstab sein, d. h. Zwangsmaßnahmen sind nicht durch erzieherische Maßnahmen zu rechtfertigen.

9.6.3
Selbsthilfe der Pflegenden

Wer zum Zwecke der Selbsthilfe eine Sache wegnimmt, zerstört oder beschädigt (Aufbrechen einer Schranktür) oder eine Person bei Fluchtgefahr festnimmt, handelt nicht widerrechtlich.

9.7
Rechtliche Reaktionsmöglichkeiten

Pflegende können rechtlich reagieren, wenn sie angegriffen werden: Sie können eine Anzeige erstatten, Schadensersatzansprüche geltend machen, eine Unterbringung oder Heilbehandlung veranlassen oder auf eine Kündigung des Heimvertrages drängen.

9.7.1
Anzeige

Pflegende können mit Strafanzeige auf Verletzungen reagieren. Der Bewohner kann strafrechtlich nur zur Rechenschaft gezogen werden, wenn er schuldfähig ist. Wenn bei einem schuldunfähigen Bewohner weitere Straftaten, z. B. Körperverletzungen drohen, ist eine Strafanzeige sinnvoll, weil er geschlossen im Maßregelvollzug (in der forensischen Psychiatrie) untergebracht werden kann. Über eine Strafanzeige sollte der Arbeitgeber informiert werden.

9.7.2
Schadensersatz

Pflegende haften bei Sorgfaltspflichtverletzung, und wenn sie angegriffen werden, können sie Schadensersatz (§ 823 BGB) und/oder Schmerzensgeld (§ 847) nach unerlaubten Handlungen fordern. Ersatzanspruch kann nur durchgesetzt werden:

• wenn der Patient deliktsfähig, d. h. zivilrechtlich verantwortlich ist. Schwer psychisch kranke Patienten oder Bewohner, z. B. Demenzkranke, sind nicht deliktsfähig, d. h. vermindert schuldfähig (§ 21 StGB) oder schuldunfähig (§ 20 StGB).
• wenn der Patient vermögend ist, sonst ist nichts zu holen.

Der Heimleiter ist zu informieren. Durch seine Fürsorgepflicht hat er bei Sachschäden (Kleidung, Brille, Schmuck, Pkw, Armbanduhr) einen wirtschaftlichen Ausgleich zu schaffen, wenn dem Arbeitgeber Fahrlässigkeit vorgeworfen werden kann. Der Arbeitgeber hat eine Obhuts- und Verwahrungspflicht bei persönlich unentbehrlichen Sachen (Pkw, Kleidung, Geld), Schmuck und Uhren werden nicht ersetzt.

9.7.3
Unterbringung

Bei Fremdschädigung von Pflegenden kann Unterbringung in einem psychiatrischen Krankenhaus nach dem PsychKG erforderlich werden, wenn die Gefahr nicht auf andere Weise abgewendet werden kann. Bereits untergebrachte Personen können im Maßregelvollzug untergebracht werden, wenn sie im Krankenhaus eine rechtswidrige Tat begangen haben und Pflegende eine Strafanzeige erstattet haben.

Die **Zwangseinweisung** alter kranker Menschen ist oft Folge von Vorurteilen, was psychische Krankheit sei, Aussonderung eines zum Sündenbock erklärten kranken Menschen und abhängig von der Toleranz der Angehörigen, Mitbewohner und Pflegenden.

Eine **Zwangsbehandlung** gegen den Willen des Patienten ist nur bei Selbst- und/oder Fremdgefährdung möglich und nur zu rechtfertigen, wenn sie dem Wohl des Betreuten dient und wenn eine Begrenzung eingeplant ist. Wenn der Patient nach Aufklärung nicht zustimmt, darf ihm nicht fehlende Krankheitseinsicht unterstellt werden. Wer einsichts- d. h. einwilligungsfähig ist, kann geschäftsunfähig sein, kann aber die Tragweite seiner Entscheidung erfassen. Wer einen Betreuer hat, ist deshalb nicht einwilligungsunfähig, d. h. es kann nicht über seinen Kopf hinweg entschieden werden. Der Patient kann seine Einwilligung jederzeit widerrufen. Bei Lebensgefahr muss nach dem mutmaßlichen Willen gehandelt werden.

Polizeirechtliche Unterbringung nach den Landesgesetzen zum Schutz der öffentlichen Sicherheit und Ordnung und Unterbringung durch Betreuer mit Genehmigung des Amtsgerichtes zum Wohle des Betreuten (gemäß §§ 1800, 163 1b BGB; Klie/Lörcher, 1994) ist eine freiheitsentziehende Maßnahme (gemäß Art. 104, Abs. 2 GG).

Nach PsychKG untergebrachte Patienten dürfen sich täglich im Freien (im geschützten Garten) aufhalten. Die zivilrechtliche Unterbringung nach dem Betreuungsgesetz soll die Eigeninteressen der Betroffenen wahren (§§ 1896 f. BGB).

9.7.4
Heilbehandlung

Die Heilbehandlung bedarf der Einwilligung des Betreuers und der vormundschaftsrichterlichen Genehmigung, wenn begründete Gefahr des Todes oder eines erheblichen gesundheitlichen Schadens (gefährdet zu verhungern, zu erfrieren oder sich den Verband abzureißen) besteht und der Betreute nicht einsichtsfähig ist. In Eilfällen genügt ein ärztliches Zeugnis, die vormundschaftsrichterliche Genehmigung ist unverzüglich nachzuholen; sie entfällt, wenn zivilrechtlich untergebrachte Betreute:

- noch einsichtsfähig sind und nach Aufklärung einwilligen können
- sich nicht bewegen können und ihr Wille nicht erkennbar ist.

9.7.5
Kündigung des Heimvertrages

Der Heimträger kann den Heimvertrag aus wichtigem Grund kündigen, wenn der Bewohner z. B. andere Bewohner oder die Pflegenden belästigt. Bei delikts- und schuldunfähigen Bewohnern kann trotz schwerer Angriffe keine Kündigung erfolgen. Eine Kündigung ist dann möglich, wenn der Gesundheitszustand des Bewohners sich so verändert hat, dass eine sachgerechte Betreuung in dem Heim nicht mehr möglich ist, und wenn sie auf Kosten der Pflegenden geht. Bei Vertragsverletzung und Unmöglichkeit weiterer Betreuung ist eine schriftliche fristlose Kündigung möglich.

Reaktionen auf Aggressionen sind notwendig, wenn sie sich gegen Mitbewohner richten. Die Aufsichtspflicht verpflichtet Pflegende, die körperliche Unversehrtheit und das Eigentum der Mitbewohner zu schützen.

9.8
Dokumentation

Die Dokumentation sichert Pflegende gegenüber dem Arbeitgeber und den Angehörigen ab. Sie schützt vor unberechtigten Vorwürfen einer strafbaren Handlung und vor Schadensersatzansprüchen. Aggressives Verhalten des Bewohners ist schriftlich genau zu beschreiben, auch die eigene Reaktion, besonders wenn die Notwehr-Gegenmaßnahmen den Bewohner verletzten, um damit nachzuweisen, dass der Patient nicht misshandelt wurde. Bei fehlender Dokumentation ist eine Umkehr der Beweislast möglich.

9.9
Arbeitsrechtlicher Schutz für Pflegende

Vom Pflegenden kann nicht gefordert werden, dass er jede Aggression duldet oder sich verletzen lässt. Der Arbeitnehmer hat aus der Fürsorgepflicht des Trägers einen Anspruch auf Schutz vor Aggressionen. Der Arbeitgeber muss einen angemessenen, d. h. effektiven Schutz gewährleisten. Der Arbeitnehmer darf nicht vermeidbaren Gefahren ausgesetzt sein. Zum Schutz der Mitarbeiter muss eine Verlegung des Bewohners oder eine Maßnahme zur Ruhigstellung des Bewohners erfolgen.

Der Arbeitgeber muss nach dem Arbeitsschutzgesetz:

- die Arbeit so gestalten, dass eine Gefährdung für die Gesundheit vermieden wird
- Gefahren an ihrer Quelle bekämpfen
- allgemeine Schutzmaßnahmen vorrangig vor individuellen treffen
- spezielle Gefahren für besonders schutzwürdige Beschäftigte berücksichtigen
- den Mitarbeitern geeignete Anweisungen geben.

Im Umgang mit Aggressionen müssen innerbetriebliche Fortbildungen und Deeskalationstechniken durchgeführt werden. Das Heim muss eine Risikoliste erstellen über aggressive Bewohner, Gruppengröße und Art der Beschäftigung.

Wenn ein Mitarbeiter von einem Bewohner verletzt wurde, ist der Vorfall zu dokumentieren und als Arbeitsunfall zu behandeln. Wenn eine Pflegende immer wieder angegriffen wird, hat sie Anspruch auf Versetzung auf eine andere Station. Verletzte Pflegende können sich auch an den Weißen Ring, Verein zur Unterstützung von Kriminalitätsopfern und zur Verhütung von Straftaten, Weberstr. 15, 55130 Mainz wenden.

Literatur

Aaken, V., van: Männliche Gewalt. Patmos, Düsseldorf 2000.

Bach, G. R.; Wyden, P.: Streiten verbindet. Fischer, Frankfurt 1996.

Bandura, A.: Lernen am Modell. Klett-Cotta, Stuttgart 1976.

Battegay, R.: Aggression ein Mittel der Kommunikation? Verlag Hans Huber, Bern 1979.

Bauriedl, T.: Wege aus der Gewalt. Herder, Freiburg 1992.

Bauriedl, T.: Wege aus der Gewalt, In: Lehmkuhl, U.: Gewalt in der Gesellschaft. Reinhardt, München, 1995, S. 198–211.

Beine, K. H.: Sehen, Hören, Schweigen. Lambertus, Stuttgart 1998.

Berkel, K.: Konflikttraining. Sauer, Heidelberg 1990.

Blom, M.; Duijnstee, M.: Wie soll ich das nur aushalten. Verlag Hans Huber, Bern 1999.

Blümmert, G.: Schweigend wegschauen. Herder, Freiburg 2002.

Böhmer, M.: Erfahrungen sexueller Gewalt in der Lebensgeschichte alter Frauen. Mabuse, Frankfurt 1999.

Bohnke, B. A.: Wut tut gut. Herder, Freiburg 1990.

Bojack, B.: Gewaltprävention. Urban & Fischer, München 2001.

de Bono, E.: Konflikte, Neue Lösungsmodelle und Strategien. Econ, Düsseldorf 1989.

Borker, S.; Elsbernd, A.: Starke Gefühle. Aggression und Gewalt in pflegerischen Situationen. Altenpflege Forum 3 (1995) 4: 119–127.

Borutta, M.: Fixierung in der Pflegepraxis. Vincentz, Hannover 1994.

Borutta, M.: Pflege zwischen Schutz und Freiheit. Vincentz, Hannover 2000.

Brandl, K.: Möglichkeiten zur Gewaltprävention in der Altenpflege. Mabuse, Frankfurt 2005.

Breakwell, G. M.: Aggression bewältigen. Verlag Hans Huber, Bern 1998.

Breitscheidel, M.: Abgezockt und totgepflegt. Econ-Ullstein, Berlin 2005.

Brendebach, C. M.: Gewalt gegen alte Menschen in der Familie. Chudeck, Bornheim-Sechtem 2000.

Brunner, T. (Hrsg.): Gewalt im Alter. Formen und Ursachen lebenslagenspezifischer Gewaltpotentiale. (Marburger Forum zur Gerontologie, Bd. 5). Vektor-Verlag, Grafschaft 1999.

Buchheim, O. P.; Seifert, T.: Zur Psychodynamik und Psychotherapie von Aggression und Destruktion. Springer, Berlin 1990.

Buchholz, M. B.: Streit und Widerstreit. Praxis d. Kinderpsych. 41 (1992): 17–25.

Buchta, A.: Aggression von Frauen. Kohlhammer, Stuttgart 2004.

Bundesamt für Bevölkerungsschutz und Katastrophenhilfe: Zivilschutz-Forschung. Bonn 2006.

Bundesministerium für Familie, Senioren, Frauen und Jugend: Gewalt gegen Ältere zu Hause. Bonn 1997.

Buresh, B.; Gordon, S.: Der Pflege eine Stimme geben. Verlag Hans Huber, Bern 2006.

Burisch, M.: Das Burnout-Syndrom. Springer, Berlin 2006.

Cherniss, C.: Jenseits von Burnout und Praxisschock. Beltz, Weinheim 1999.

Christoph, S.: Zwischenmenschliche Konflikte – was tun? Haag + Herchen, Frankfurt 1992.

Cierpka, M.: Faustlos – Wie Kinder Konflikte gewaltfrei lösen lernen. Herder, Freiburg 2005.

Cohen-Mansfield, J.: Behavioral and mood evaluations. Assessment oft agitation. International Psychogeriatrics 6 (1996) 2: 233–245.

Conrad, B.; Jacob, B.: Konflikt-Transformation. Junfermann, Paderborn 2003.

Crisand, E.; Reinhard, P.: Methodik der Konfliktlösung. Sauer-Verlag, Heidelberg 1995.

Dettmering, P.; Pastenaci, R.: Das Vermüllungssyndrom. Therapie und Praxis. Verlag Klotz, Eschborn 2001.

Deutscher Berufsverband für Pflegeberufe, DBfK, Mitglieder der ZAG Altenpflege (Hrsg.): Gewalt in der Pflege. DBfK-Verlag, Eschborn 1994.

Deutscher Verein für öffentliche und private Fürsorge (Hrsg.): Gewalt – Folgerungen für die soziale Arbeit. Frankfurt 1994. [= Dokumentation des 73. Deutschen Fürsorgetages 1993 in Mainz]

Dieck, M.: Gewaltanwendung gegen alte Menschen: Ist die Beachtung des Tabus wichtiger als Aufklärung, Prävention, Hilfe? Nachrichtendienst des Deutschen Vereins für öffentliche und private Fürsorge (NDV), 73 (1993) 11: 393-400.

Dießenbacher, H.; Schüller, K.: Gewalt im Altenheim. Lambertus, Freiburg 1993.

Dörner, K.: Tödliches Mitleid. van Hoddis, Gütersloh, 3. Auflage 1993.

Dollard, J.; Doob, L. W.; Miller, N. W.; Mowrer O. H.: Frustration and Aggression. Yale University Press, New Haven, CT 1939.

Dulabaum, N. L.: Mediation: das ABC. Beltz, Weinheim 1998.

Dutschmann, A.: Aggressionen und Konflikte unter emotionaler Erregung. dgvt-Verlag, Tübingen 2000.

Dutton, M. A.: Gewalt gegen Frauen. Verlag Hans Huber, Bern 2002.

Eastman, M.: Gewalt gegen alte Menschen. Lambertus, Freiburg 1985.

Eink, M. (Hrsg.): Gewalttätige Psychiatrie. Psychiatrie-Verlag, Bonn 1997.

Elsbernd, A.; Glane, A.: Ich bin doch nicht aus Holz. Ullstein, Berlin 1996.

English, F.; Wonneberger, K.-D.: Wenn Verzweiflung zu Gewalt wird. Junfermann, Paderborn 1992.

Enzensberger, H. M.: Schreckens Männer. Versuch über den radikalen Verlierer. Suhrkamp, Frankfurt 2006.

Evans, P.: Worte, die wie Schläge sind. Rowohlt, Reinbek 1995.

Fehlau, G. F.: Konflikte im Beruf. STS-Verlag, Planegg 2000.

Freud, S.: Jenseits des Lustprinzips. Fischer, Frankfurt/M. (Studienausgabe) 1920.

Fried, E.: Um Klarheit. Gedichte gegen das Vergessen. Wagenbach, Berlin 1985.

Funk, J.: Schutzgebiet. Altenpflege 8, 2006: 32.

Fussek, C.: Gewalt und Zwang in der Pflege. Video-Cassette, Vincentz, Hannover 1995.

Galtung, J.: Kulturelle Gewalt. In: Landeszentrale für politische Bildung, Baden-Württemberg: Aggression und Gewalt. Kohlhammer, Stuttgart 1993, S. 52–73.

Glasl, F.: Konfliktmanagement. Haupt, Bern, 4. Auflage, 1994.

Gordon, T.: Familienkonferenz. Rowohlt, Reinbek 1985.

Görgen, T.: Erscheinungsformen und Bedingungen von Aggression und Gewalt in stationären Pflegeeinrichtungen. In: Brunner, T. (Hrsg.). Gewalt im Alter: Formen und Ursachen lebenslagenspezifischer Gewaltpotentiale (Marburger Forum zur Gerontologie, Bd. 5, S. 57–108). Vektor-Verlag, Grafschaft 1999.

Görgen, T.; Nägele, B.: Nahraumgewalt gegen alte Menschen. Zeitschrift für Gerontologie und Geriatrie 38 (2005) 1: 4–9.

Gottfrois, W.: Umgang mit aggressiven Heimbewohnern. Pflegezeitschrift 4 (1995): 13–16.

Gottschalch, W.: Männlichkeit und Gewalt. Juventa, Weinheim 1997.

Grabe, M.: Zeitkrankheit Burnout. Francke, Marburg 2005.

Grond, E.: Schimpfen, Schlagen, Beißen, Fußtritte und auch sexuelle Nötigung. Altenpflege 14 (1989): 511 f.

Grond, E.: Einsamkeit macht aggressiv. Altenpflege 7 (1991): 412 ff.

Grond, E.: Pflegende sollen ihre Gewalt aussprechen. Altenpflege 8 (1991): 467–471.

Grond, E.: Geklärte Bedingungen mindern Gewalt. Altenpflege 9 (1991): 529–535.

Grond, E.: Altenpflege ohne Gewalt. Vincentz, Hannover 1997. (vergriffen)

Grond, E.: Altersschwermut. Reinhardt, München 2001.

Grond, E.: Palliativpflege in der Gerontopsychiatrie. Kohlhammer, Stuttgart 2004.

Grond, E.: Pflege Demenzkranker. Brigitte Kunz-Verlag, Hannover, 3. Auflage 2005.

Grond, E.: Freiheitseinschränkung durch Psychopharmaka in Altenheimen. In: Klie, T; Pfundstein, T.; Stoffer, F. J.: «Pflege ohne Gewalt». Freiheitsentziehende Maßnahmen in Pflegeheimen. Kuratorium Deutsche Altershilfe, Köln 2005, S. 131–176.

Gröning, K.: Entweihung und Scham. Grenzsituationen in der Pflege alter Menschen. Mabuse, Frankfurt 1998.

Gröning, K.: Das zerbrochene Ideal – Über Ethik und Gewalt in der Pflege. In: Wiesemann C.; Erichsen, N.: Pflege und Ethik. Kohlhammer, Stuttgart 2003, S. 139–152.

Gruber, P.: Die Kunst der Aggression. Wirtschaftsverlag, München 2002.

Grün, A.: Warum ein gesunder Glaube die Psychologie braucht. In: Seitlinger, M. (Hrsg.): Was heilt uns? Zwischen Spiritualität und Therapie. Herder, Freiburg 2006, S. 13–36.

Hacker, F.: Aggression. Die Brutalisierung unserer Welt. Econ, Düsseldorf 1993.

Halek, M.; Bartholomeyczik, S.: Verstehen und Handeln. Schlütersche, Hannover 2006.

Hartdegen, K.: Aggression und Gewalt in der Pflege. Gustav Fischer, Stuttgart 1996.

Hasel, V. D.: Erlernte Gewalt. Psychologie heute 9, 2006, S. 13.

Hausmann, R.: Pharmakologische Therapien unbefriedigend. Fortsch. Neurol. Psychiat. 73, 2005, S. 309.

Hedtke-Becker, A.: Die Pflegenden pflegen. Lambertus, Freiburg 1999.

Heilemann, M.; Fischwasser-von Proeck, G.: Gewalt wandeln. Das Anti-Aggressivitäts-Training. Pabst, Lengerich 2001.

Heilmann-Geideck, U.; Schmidt, H.: Betretenes Schweigen. Matthias-Grünewald, Mainz 1996.

Heinemann, E.: Aggression verstehen und bewältigen. Springer, Berlin 1996.

Heinemann, A.: Frauen und Kinder als Opfer häuslicher Gewalt. Dtsch Ärztebl 103 (2006) 33: A 2168–A2173.

Herwig, H. J.: Sanft und verschleiert ist die Gewalt. Rowohlt, Reinbek 1992.

Hirigoyen, M.-F.: Die Masken der Niedertracht. Beck, München 2000.

Hirigoyen, M.-F.: Warum tust du mir das an? Beck, München 2006.

Hirsch, R. D.; Wörthmüller, M.: Fixierungen: «Zuviel, zu häufig und im Grunde genommen vermeidbar». Zeitschr. für Gerontopsychol. und -psychiatrie, 5 (1992): 127–135.

Hirsch, R. D.; Vollhardt, B. R.(Hrsg.): Gewalt gegen alte Menschen. Eigendruck, Bonn 1997.

Hirsch, R. D.; Kranzhoff, E. U. (Hrsg.): Untersuchungen zur Gewalt gegen alte Menschen. Chudeck, Bornheim-Sechtem 1999 a.

Hirsch, R. D.; Kranzhoff, E. U.: Prävention von Gewalt gegen alte Menschen im häuslichen Bereich und in Einrichtungen. Chudeck, Bornheim-Sechtem 1999 b.

Hirsch, R. D.; Fussek, C. (Hrsg.): Gewalt gegen pflegebedürftige alte Menschen in Institutionen: Gegen das Schweigen. Chudeck, Bornheim-Sechtem 1999.

Hirsch, R. D.; Erkens, F. (Hrsg.): Wege aus der Gewalt. Chudeck, Bornheim-Sechtem 1999.

Hirsch, R. D.; Bruder, J. (Hrsg.): Aggression im Alter. Chudeck, Bornheim-Sechtem 2000.

Holzer, E.; Thomeczek, C.: Patientensicherheit. Facultas, Wien 2005.

Hösl, G. G.: Mediation, die erfolgreiche Konfliktlösung. Kösel, München 2002.

Huber, A.: Stichwort Aggression und Gewalt. Heyne, München 1995.

Huber, F.; Wertheimer, J.: Alter, Aggressivität und Gewalt. Schweiz. Gesellsch. f. Gerontol. Basel 1990.

Hülshoff, T.: Wut im Bauch. Gehirn & Geist, 2 (2002): 28–32.

Initiative gegen Gewalt im Alter e. V. Siegen (Hrsg.): Gewalt gegen alte Menschen. Bonn + Fries, Siegen 2000.

Kallwass, A.: Das Burnout-Syndrom. Kreuz, Stuttgart 2005.

Karsten, C.: Burnout besiegen. Herder, Freiburg 2005.

Kersten, J.: Gewalt – ein Problem überflüssiger Männlichkeit. Psychologie heute 1 (1996): 64–69.

Ketelsen, R.; Schulz, M.; Zechert, C.: Seelische Krise und Aggressivität. Psychiatrie-Verlag, Bonn 2004.

Kienzle, T.; Paul-Ettlinger, B.: Aggression in der Pflege. Kohlhammer, Stuttgart 2006.

Killmer, C.; Siegrist, J.: Arbeitsorganisatorischer Hintergrund pflegerischer Tätigkeit. In: Kruse, T.; Wagner, H. (Hrsg.): Ethik und Berufsverständnis der Pflegeberufe. Springer, Berlin 1994, S. 59–89.

Kirschner, J.: So siegt man ohne zu kämpfen. Goldmann, München 1987.

Kitwood, T.: Demenz. Der personenzentrierte Ansatz. Verlag Hans Huber, Bern 2000.

Klein, M.; Riviere, J.: Seelische Urkonflikte, Liebe, Hass und Schuldgefühl. Fischer, Frankfurt/M. 1983.

Klessmann, M.: Aggression im Krankenhaus. Pflegezeitschrift, 49 (1994): 495–499.

Klie, T.: Recht der Altenhilfe. Vincentz Verlag, Hannover, 2. Auflage 1991.

Klie, T.: Recht auf Verwirrtheit? Das Betreuungsrecht für die Altenarbeit. Vincentz, Hannover 1993.

Klie, T.; Lörcher, U.: Gefährdete Freiheit – Fixierungspraxis in Pflegeheimen und Heimaufsicht. Lambertus, Freiburg 1994.

Klie, T.; Pfundstein, T.; Stoffer, F. J.: «Pflege ohne Gewalt». Freiheitsentziehende Maßnahmen in Pflegeheimen. Kuratorium Deutsche Altershilfe, Köln 2005.

Knobling, C.: Konfliktsituationen im Altenheim. Lambertus, Freiburg 1985.

Kohut, H.: Narzissmus. Suhrkamp, Frankfurt 1973.

Kolitzus, H.: Das Anti-Burnout-Erfolgsprogramm. dtv, München 2003.

König, R.; Hasselmann, U.: Konflikte managen am Arbeitsplatz. Vandenhoeck & Ruprecht, Göttingen 2004.

Korn, J.; Mücke, T.: Gewalt im Griff. Band 2. Beltz, Weinheim 2000.

Kornadt, H. J.: Grundzüge einer Motivationstheorie der Aggression. In: Hilke, R.: Aggression. Verlag Hans Huber, Bern 1982.

Krahe, B.; Schönberger-Olwig, R.: Sexuelle Aggression. Hogrefe, Göttingen 2002.

Krämer, H.: Das Trauma der Gewalt. Kösel, München 2003.

Kranich, M.: Aggressions- und Gewaltphänomene in der Altenarbeit. Chudeck, Brühl 1998.

Kremer-Preiss, U.: Angehörigenarbeit. Altenpflegeforum Vincentz, Hannover 1996.

Kreuzer, A.; Hürlimann, M.: Alte Menschen als Täter und Opfer. Lambertus, Freiburg 1992.

Krohwinkel, M.: Rehabilitierende Prozesspflege am Beispiel von Apoplexiekranken. Verlag Hans Huber, Bern 2006.

Kruse, A.; Wahl, H. W.: Altern und Wohnen im Heim: Endstation oder Lebensort? Verlag Hans Huber, Bern 1994.

Kruse,T.; Wagner, H. (Hrsg.): Ethik und Berufsverständnis der Pflegeberufe. Springer, Berlin 1994.

Kubassek, B.: Burnout. mvg, Landsberg 2001.

Küchenhoff, J.; Hügli, A.: Gewalt, Ursachen, Formen, Prävention. Psychosozial Verlag, Gießen 2005.

Kühnert, S.: Das Verhältnis zwischen Angehörigen von Heimbewohnern und Mitarbeitern im Altenpflegeheim. Lang, Frankfurt 1991.

Lehmkuhl, U.: Gewalt in der Gesellschaft. Reinhardt, München 1995.

Lerner, H. G.: Wohin mit meiner Wut? Fischer, Frankfurt 1990.

Lorenz, K.: Das sogenannte Böse. dtv, München 1963.

Lück, M.; Strüber, D.: Gewaltforschung Tatort Gehirn. Gehirn & Geist 9 (2006): 44–52.

Maslach, C.; Leiter, M. P.: Die Wahrheit über Burnout. Springer, Wien 2001.

Meinders, F.: Sind Angehörige von chronisch kranken älteren Menschen nur belastet? Roderer, Regensburg 2001.

Meyer, M.: Gewalt gegen alte Menschen in Pflegeeinrichtungen. Verlag Hans Huber, Bern 1998.

Milgram, S.: Behavioral study of obedience. Journal of Abnormal and Social Psychology 67, 1963: 371–378.

Mitscherlich, A. (Hrsg.): Aggression und Anpassung. Piper, München 1992.

Möller, H.-J.; Laux, G. (Hrsg.): Psychiatrie und Psychotherapie. Springer, Berlin 2003.

Muhs, A.: Wut, Angst, Schizophrenie. Roderer, Regensburg 1986.

Müller, E. H.: Ausgebrannt – Wege aus dem Burnout. Herder, Freiburg 1995.

Müller-Mees, E.: Die aggressive Frau. Heyne, München 1996.

Münchenstift: Pflege ohne Gewalt. Eigenverlag, München 2002.

Naumann, F.: Miteinander streiten. Rowohlt, Reinbek 1995.

Nissen, G.: Aggressivität und Gewalt. Verlag Hans Huber, Bern 1995.

Nolting, H. P.: Lernschritte zur Gewaltlosigkeit. Rowohlt, Reinbek 1981.

Peplau, H. E.: Interpersonale Beziehungen in der Pflege. Recom, Basel 1995.

Petermann, F.: Verhaltenstraining mit aggressiven Kindern und Jugendlichen. In: Nissen, G.: Aggressivität und Gewalt. Verlag Hans Huber, Bern 1995, S. 169–177.

Petermann, F.; Petermann, U.: Training mit aggressiven Kindern. Psychologie Verlags Union, Weinheim 1995.

Petzold, H.: Belastung, Überforderung, Burnout, Gewaltprobleme in Heimen. Behinderte 4 (1989): 17–42.

Pöldinger, W.; Wagner, W.: Aggression, Selbstaggression, Familie und Gesellschaft. Springer, Berlin 1989.

Popitz, H.: Phänomene der Macht. Mohr, Tübingen 1992.

Rissmann, U.; Guerra V.: Schadensbegrenzung. Altenpflege 8 (2006): 26–28.

Rogers, C. R.: Therapeut und Klient – Grundlagen der Gesprächspsychotherapie. Fischer, Frankfurt, 7. Auflage 1992.

Rosenberg, M. B.: Gewaltfreie Kommunikation. Junfermann, Paderborn 2003.

Rückert, S.; Gehrmann, W.: Die Keimzelle der Gewalt. Die Zeit 15 (1995): 17–19.

Rupp, M.; Rauwald, C.: Von der Aggressivität zur Eskalation – Klärung einiger Grundbegriffe. In: Ketelsen, R.; Schulz, M.; Zechert, C.: Seelische Krise und Aggressivität. Psychiatrie-Verlag, Bonn 2004, S. 12-26.

Ruthemann, U.: Aggression und Gewalt im Altenheim. Recom, Basel 1993.

Sauter, D.: Patiententötungen durch Pflegekräfte. In: Wiesemann C.; Erichsen, N.: Pflege und Ethik. Kohlhammer, Stuttgart 2003, S. 122–138.

Sauter, D.; Richter, D.: Gewalt in der psychiatrischen Pflege. Verlag Hans Huber, Bern 1998.

Sauter, D.; Abderhalden, C.: Lehrbuch Psychiatrische Pflege. Verlag Hans Huber, Bern 2004.

Schirmer, U.; Mayer, M.; Martin V.; Vaclav, J.; Gaschler, F.; Özköylü, S.: Prävention von Aggression und Gewalt in der Pflege. Schlütersche, Hannover 2006.

Schmidbauer, W.: Pflegenotstand – das Ende der Menschlichkeit. Rowohlt, Reinbek 1992.

Schmidbauer, W.: Helfersyndrom und Burnout-Gefahr. Urban & Fischer, München 2002.

Schmitz, K.; Schnabel, E.: Staatliche Heimaufsicht und Qualität in der stationären Pflege. Nachrichtendienst des Deutschen Vereins für öffentliche und private Fürsorge (NDV) 4, 2006: 170–178.

Schneider, C.: Gewalt in Pflegeeinrichtungen. Schlütersche, Hannover 2005.

Schneider, H.-D.; Sigg, E.: Gibt es das: Gewalttätigkeit in Alters- und Pflegeheimen? Ergebnisse einer Untersuchung in der deutschsprachigen Schweiz. Universtität Freiburg, Freiburg 1990.

Schneider, H.-D.: Gewaltfreiheit als Prozeß. Altenheim 1 (1994): 8–20.

Schöny, W.; Rittmannsberger, H.: Aggression im Umfeld psychischer Erkrankungen. VIII. Forum Psychiatrie, Linz-Salzburg 1994.

Schulz von Thun, F.: Miteinander reden. Rowohlt, Reinbek 1988.

Schützendorf, E.: Die alltägliche Gewalt in der Pflege. Die Schwester/Der Pfleger 1 (1994): 54–58.

Schwerdt, R.: «Monster». Altenpflege 7 (2006): 32 ff.

Schwind, H. D.; Baumann, J.; Schneider, U.; Winter, M.: Gewalt in der Bundesrepublik Deutschland: Endgutachten der Unabhängigen Regierungskommission zur Verhinderung und Bekämpfung von Gewalt (Gewaltkommission). In: Schwind, H. D.; Baumann, J. (Hrsg.): Ursachen, Prävention und Kontrolle von Gewalt: Analysen und Vorschläge der Unabhängigen Regierungskommission zur Verhinderung und Bekämpfung von Gewalt (Gewaltkommission). Duncker und Homblot, Berlin, 1990, Bd. I, S. 1–237.

Selg, H.: Menschliche Aggressivität. Hogrefe, Göttingen 1988.

Senghaas, J.: Wir machen faustlos!. Gehirn & Geist, 9 (2006): 54–59.

Snyder, D.; Fruchtmann, L.: Differential patterns of wife abuse: A databased typology. Journal of Consulting and Clinical Psychology, 49 (1981): 818–885.

Sowinski, C.: «Totspritzer». Altenpflege 7 (2006): 26–28.

Steinert, T.: Aggression bei psychisch Kranken. Enke, Stuttgart 1995.

Steinert, T.: Indikation von Zwangsmaßnahmen in psychiatrischen Kliniken. In: Ketelsen, R.; Schulz, M.; Zechert, C.: Seelische Krise und Aggressivität. Psychiatrie-Verlag, Bonn 2004, S. 44–52.

Tampe, E.: Frauen wehrt Euch endlich. Herder/Spektrum, Freiburg 1995.

Tausch, R.: Lebensschritte. Umgang mit belastenden Gefühlen. Rowohlt, Reinbek1989.

Treichel, J.: Aggression im Alltag. Was inspiriert und was zerstört. Vandenhoeck, Göttingen 1998.

Uhlmann, G.: Aggressives Verhalten bei verwirrten alten Menschen. In: Braun, S.; Knoll, G.; Krauß, B.; Uhlmann, G.: Gerontopsychiatrie und Altenarbeit. Deutsches Zentrum für Altersfragen e. V., Berlin 1995, S. 35–65.

Visotschnig, E.; Schrotta, S.: Das SK-Prinzip. Wie man Konflikte ohne Machtkämpfe löst. Überreuter, Wien 2005.

Vollmer, H.: Ich fühle mich fix und fertig. Überreuter, Wien 1996.

von Trotha, L. (Hrsg.): Soziologie der Macht. Sonderheft 37 der Kölner Zeitschrift für Soziologie und Sozialpsychologie. Westdeutscher Verlag, Opladen 1997.

de Vries, B.; Telaar, K. (Hrsg.): Gewalt im höheren Lebensalter. Fachverlag Plümpe, Castrop-Rauxel 1998.

Wardetzki, B.: Kränkung am Arbeitsplatz. Strategien gegen Mobbing. Kösel, München 2005.

Warzecha, B.: Gewalt zwischen Generationen und Geschlechtern. Helmer-Verlag, Frankfurt 1995.

Weidenbach, J.: Macht Erfolg aggressiv? Psychologie heute, 1 (1996): S. 17.

Wiesemann C.; Erichsen, N.: Pflege und Ethik. Kohlhammer, Stuttgart 2003.

Wilz, G.: Belastungsverarbeitung bei pflegenden Angehörigen von Demenzkranken. Hogrefe, Göttingen 2002.

Wonneberger, K.-D.: Wenn Verzweiflung zu Gewalt wird. Junfermann, Paderborn 1992.

Zeiler, J.: Freizügigkeit oder Kontrolle. Zum Umgang mit gewalttätigen Patienten in psychiatrischen Kliniken. Psychiatr. Praxis 12 (1985): 124–129.

Zimbardo, P. G.: Psychologie. Springer, Berlin, 5. Auflage 1992.

Zimmer, D. E.: Experimente des Lebens. Heyne, München 1993.

Sachwortverzeichnis